JN248472

医者が教える

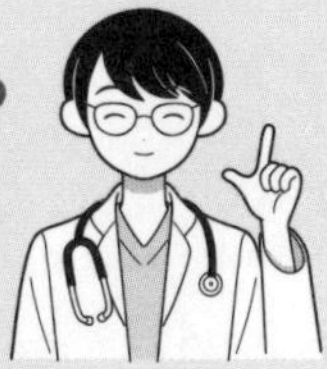

あなたの健康が決まる小さな習慣

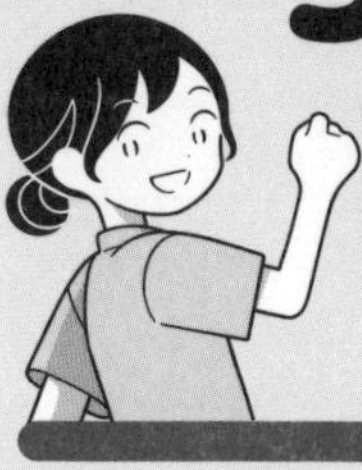

ヘルス・リテラシーを高め、自分自身の主治医になる

医学博士
牧田善二

KADOKAWA

医者が教える
あなたの健康が決まる
小さな習慣

ヘルス・リテラシーを高め、
自分自身の主治医になる

牧田善二

はじめに

最初にひとつ質問をさせてください。

今のあなたにとって最も大事なものはなんでしょう。

仕事ですか？　経済的なこと？　あるいは充実した人生でしょうか？

もちろん、それらも重要ですね。でも、本当に大切なのは「健康に暮らすこと」ではありませんか？

そもそも、健康でなければ「大事だ」と思っているものを手にすることができません。でも、多くの人が「今はまだ」とくに大きな変調を感じていないために、その本質について深く考えていません。しかし、健康というのは一度、失ってしまうと元に戻すのは難しい。QOL（生活の質）がひどく堕《お》ちてしまってから「しまった」と気づいても遅いのです。

本書の目的は、あなたがそういう過ちを犯さずに済むよう、**今日からできる「小さな習慣」**を紹介していくことにあります。

ただし、本書で扱う小さな習慣とは、ほかの書籍やインターネットのサイトなどで言い尽くされたものではありません。

健康を維持するための生活習慣について、これまでもたくさんの人たちが、それぞれの専門的見地からいろいろアドバイスしています。

たとえば、早寝早起きを心がけたり、ぬるめのお風呂《ふろ》でリラックスしたり、エスカレーターではなく階段を使ったりするのは、間違いなく良い習慣です。しかし、私が説明するまでもなく、多くの人がすでにそれらのことは理解しているでしょう。

私がすすめる小さな習慣は、最新の医学的知見を集結させた、ちょっと尖《とが》ったものです。

私は長年、糖尿病専門医としてのべ20万人を超える患者さんを診てきました。そんな私のポリシーは、①合併症の糖尿病腎症《じんしょう》で人工透析を必要とさせないこと、②そして、せっかく糖尿病に負けずにいる患者さんが、がんや心臓病などで命を落とすことがないよう徹底フォローすることです。

そのために、結果として私は、あらゆる医学的分野について勉強を重ねることになりました。そして、どんな病気についても、予防・早期発見・最適治療の3本柱が不可欠だということを再認識するに至っています。

もちろん、病気にならないにこしたことはありませんが、100年も生きる人生で無傷でいようとするのは無理があります。

極論を言えば、予防できなくとも治せればいいのです。

人生100年時代を心身ともに健やかに生き抜くためには、たしかに、病気を寄せ付けない生活習慣も必要です。そして、それ以上に大事なのが、早期発見で病気の芽を摘み取ったり、最適な治療を選択するための**「知」の習慣**です。

まずは「知る」こと。「正しく知る」こと。その正しい知識を具現化する「正しい行動」こそ、あなたが習慣にしていくべきものです。

なんとなく「良いと言われていること」を、深く納得もせずに続けるのはもうやめにして、本当に価値ある小さな習慣を身につけてください。

牧田　善二

目次

第3章 病気を遠ざけ、体を大切にする食事の習慣 69

第4章 1日のあいまにできる体を動かす習慣 99

第5章 調子がよくないときの思考習慣

第6章 働き盛りはまず腎臓をいたわる 175

カバーイラスト
よしだみさこ

装幀・図版
小口翔平＋奈良岡菜摘（tobufune）

第1章

知ることがあなたの行動を変える

「正しく知る」という最強の武器

新型コロナウイルス感染症の感染拡大は、現代を生きる私たちをひどく混乱させました。日本では、さほど致死率が高くなっていないものの、当初はその正体がはっきりしていなかったために、人々の恐怖感は増大しました。そのため、過度に敏感になって、自粛警察が生まれるなど、社会にギクシャクした空気もつくりました。

逆に、なめてかかる人もいました。「自分は感染しない」という根拠のない思い込みで行動し、結果的に命を落としたり、治癒後も後遺症に苦しむ人も現れました。

そうしたなかで、盛んに唱えられたのが「正しく恐れる」ということでした。

どんな病気であれ、正しく恐れることは大事です。そして、正しく恐れるためには「正しく知る」ことが不可欠です。溢《あふ》れる情報の中から偽物を排除し、新しい知見を正確に自分のものにしていかねばなりません。

新型コロナウイルスについて言えば、飛沫《ひまつ》に多く含まれ、しかもエアロゾルという状態で長時間浮遊することなどが徐々に明らかになり、大人数での会食を避けたり、こまめな換気を心がける必要性が理解されるようになりました。

こうしたことを知って行動に移すだけで、なにもしない無防備な人よりも感染リスクを著しく下げることができます。つまりは**「知っているか知らないか」が、その人の命の行方に大きな影響を与える**のです。

このことは、新型コロナウイルスに限らず、どんな病気にも当てはまります。

私の専門である糖尿病は近年、世界中で患者数が激増していますが、一方で研究が飛躍的に進み、優れた治療法も確立されつつあります。それを知っていれば「もはや、たいした病気ではない」のです。

ただし、知識がない人にとっては、相変わらず恐ろしい病気です。正しく知らなければ、血糖値が高いまま放置し合併症を悪化させ、腎症《じんしょう》による人工透析、網膜症による失明、壊疽《えそ》による足の切断などが待ち受けています。透析に入れば、やがて命に関わります。

実際に、私のクリニックには、「透析が避けられないと言われました。助けてください」と、糖尿病を手遅れにした患者さんがたくさん駆け込んできます。彼らは、早い時期に正しい知識を持っていれば、そんなことにはならなかったはずです。

とはいえ、彼らの多くは、それまで無治療だったわけではありません。医者には診てもらっていたのです。

問題なのは、「医者ならば正しい知識を持っているとは限らない」ことです。糖尿病のみならず、**さまざまな病気の治療法は、日々、目覚ましい進歩を遂げています。**ただ、それについて知らない医者は、古くさい治療しか施せません。

しかしながら、医者たちがさぼっているわけでもないのです。毎日、目の前の患者さんを診ることで精一杯のため、勉強したくてもその時間が取れないという医者もたくさんいます。

そういう現実を嘆いていても仕方ありません。人任せにして、損をするのは患者さん自身です。正しい知識を持った医者に診てもらうためにも、あなた自身が「知る」ことが必須《ひっす》なのです。

こうした、**健康でいるために正しい情報を取捨選択し、自分のために役立てていく力のことを「ヘルス・リテラシー」と呼びます。**

がんについても同様です。

がんを恐れない人はいないでしょう。でも、「怖いから知りたくない」「素人にわかるはずはない」というのは最悪の態度です。だって、日本人の2人に1人はがんに罹《かか》るのですから。

どんな生活を送っていれば、どういうがんに罹りやすいのか。

がんの早期発見は、どうすれば可能なのか。

がんと診断されたら、どんな治療をどこで受けるべきなのか。

すべて、あなたの命に関わる、あなたが持つべき知識です。

これを機に思い込みを一掃しましょう

社会が豊かになるにつれて、人々の健康への関心は高くなります。日本も例外ではなく、これまでも、いろいろな「健康ブーム」が起きました。

しかし、たいていが一時のブームで終わってしまうのは、それが正しい知見に基づいたものではなく、なんら効果が得られなかったからでしょう。

残念なことですが、健康への関心が高い人であっても、おかしな思い込みや古ぼけた情報によって間違った判断を下しているケースが多いのです。

たとえば、薬はできるだけ飲まないほうがいいと信じている人。

たしかに、高齢の患者さんを中心に、多種類の薬を飲み過ぎている人がいるのは事実です。いろいろな診療科から出された薬を、整理せずそのまま飲んでいるのであり、これまた、正しい医療の受け方を理解していないことが一因です。

一方で、優れた薬が次々と開発され、それを的確に服用すれば、体ははるかにいい状態になります。そのチャンスを、よくわからない決めつけで放棄するのはバカげています。

しかも、薬を敬遠する人に限って、健康食品やサプリメントはせっせと摂《と》っています。彼らの言い分、**「健康食品やサプリメントは薬ではないから少しぐらい摂り過ぎても大丈夫」というのはとんでもない間違い**なのです。

大事なことなので詳細は後に述べますが、その典型がプロテインです。あなたも、プロテインを「健康のために」飲んでいるひとりかもしれません。だとしたら、一刻も早くその悪しき習慣を手放してください。

あるいは、野菜ジュースを愛飲している人もいるでしょう。とくに、男性には野菜嫌いの人が多く、「1日分の野菜がとれる」などという売り文句のジュースに頼りがちです。

しかし、そうしたジュースには、味を調えるために果物や甘味が添加されています。それを飲むことで糖質過剰になり、かえって健康を害するのです。
ほかにも、改めてほしい思い込みがたくさんあります。

10の間違った思い込み

いかにも健康情報として紹介されていそうなことでも、実際は正反対ということが少なくありません。左に挙げた10の項目を見てみてください。「その通りだ」と思っている項目はいくつあるでしょうか？

（1）健康診断・人間ドックを受けているから大丈夫　↓165ページ
（2）野菜ジュースを飲んでいるから野菜は充分　↓72ページ
（3）食事に気を付けていればコレステロールは問題ない　↓67ページ
（4）薬はできるだけ飲まないほうがいい　↓144ページ
（5）食後は動かず休んでいるべき　↓106ページ
（6）高タンパク食を心がけるのがいい　↓84ページ

(7) 腎臓が悪くなったら透析になるのを待つしかない ↓193ページ
(8) ウォーキングは20分以上連続しないと効果はない ↓102ページ
(9) 認知症の両親はいないので心配ない ↓153ページ
(10) いつでも大きな病院で診てもらったほうがいい ↓157ページ

正しいと思うというより、そうであってほしいと信じているものもあるでしょう。しかし、**残念ながらすべて間違った思い込みです。**

具体的になにがどのように間違っているのかについては、後ほどそれぞれの項目で詳しく見ていきましょう。

ネット情報にはとくに注意が必要

インターネットが発達した今、身元を隠したまま誰でも自由にどんなことでも発信できるようになりました。同時に、誰でも自由にそれを閲覧し、信じ込むことができます。考えてみると、恐ろしいことです。

もちろん、悪意があって偽情報を流すような人間は論外ですが、やっかいなのは、書いている本人はその内容が正しいと思っているのだけれど、実は間違っている、あるいは古くなっているというケースです。

こうしたミスは、いわゆる専門家の間でも起こります。

たとえば、あなたが健康診断でコレステロール値の異常を指摘されたとしましょう。医者の説明だけでは不安だった場合、ネットで情報を集めようとするでしょう。

私も試しにチェックしてみました。まあ、いろいろと出てきます。未《いま》だに多いのが、食生活の見直しを訴えるサイトです。医者や管理栄養士などが書いていれば頼ってしまいそうですが、実際には食べ物がコレステロール値に与える影響は個人差が大きく、効果は疑わしいと言わざるを得ません。

なかには、「コレステロール値は高くても気にしなくていい」と主張しているものもありました。その本人が、自分の高コレステロール状態を放置しておくのは自由です。しかし、不特定多数の人がそれを真に受けて心筋梗塞《こうそく》の発作を起こしたときに、どう責任がとれるのでしょう。

そもそも、**健康上のなんらかの異常を指摘された人は、できるだけ安心できる情報に飛びつきたくなります。**「このままでは大変なことになる」というよりも、「気にしなくて大丈夫だよ」という話に耳を傾けてしまうのは当然です。

だから、こういう無責任なサイトが回数多く閲覧され、回数多く閲覧されるから検索ページの上位に上がってきて、さらに多くの人の目にとまるという悪循環が起きるのです。

これまでも、コレステロール値についてはいろいろな研究がなされ、見解が示され、刷新されてきました。そして、最新の情報は、いい薬が出てきて、それを用いて思い切り悪玉コレステロール値を下げることで、心筋梗塞は予防できるというものです（詳しくは146ページ参照）。**あなたが相手にすべきは、この最新の情報です。**しかしながら、それについてふれているサイトはほとんどありません。

かように、ネットの情報は怪しく不確か。こうしたものに、くれぐれも惑わされないよう情報を判断しながら取り入れるリテラシーが必要です。

人生100年時代はなぜ訪れたか

あなたが「健康を維持したい」と強く思うようになった理由のひとつに、人生

100年時代の到来があるのではないでしょうか。

逆説的なことを言うようですが、70歳くらいで寿命がくるのであれば、私たちはそれほど健康体でいることを意識しないのではないかと思います。好きに生きて、お迎えが来たら従うしかないと。おそらく、私もそうだと思います。

でも、100歳まで生きられるとなると違ってきますね。

認知症になったり寝たきりになることを、なんとしても避けたい。

重い病気に罹れば医療費もたくさん必要だろうが、そんなお金は用意できない。

こうしたことを考えたら、「やはり健康でいなくては」というところに行き着くでしょう。

ところで、人生100年時代の到来について、「寿命が延びた」と捉《とら》えるのは当たっていません。「これまでも日本人は長生きだったけれど、もっと寿命が延びるんだ」と喜ぶのは見当違いです。

というのも、もともと人間は120歳まで生きられるようにできているからです。120歳が本来の寿命なのに、これまではそれをひどく短くしていたというのが正解なのです。

生き物には、種によって定められた寿命があります。たとえば、猫の寿命はだいたい16歳くらいで、80歳まで生きるということは決してありません。飼っているペットが死んでしまうと私たちは心を痛めますが、16歳まで生きたなら、その猫は健康で恵まれた一生を送ったと言えます。

一方、飼い主の気まぐれや自己満足のために人間の食べ物を与えられた猫は、糖尿病やがんで早死にしてしまいます。犬や猫は肉食動物で、ご飯やパンやスイーツを食べる体のつくりにはなっていません。生活環境の厳しい野良猫もまた、早死にする確率が高くなります。

人間も同じで、本来なら120歳まで生きられるメカニズムを有していながら、さまざまな病気、ときには事故で早死にしてしまっているのです。

それでも、人生50年と言われた頃と比較すれば、日本人はずいぶん長生きできるようになりました。昭和22年には、男女ともに平均寿命は50数歳でした。ただ、当時も70歳以上まで生きた人はたくさんいました。それなのに平均寿命が50数歳だったのは、乳幼児の死亡が多かったからです。

今は医学が進歩し、乳幼児の死亡が激減しました。もちろん、医学の進歩は大人たちにも大きく寄与しています。それは、**おそらくあなたの想像をはるかに超え、私たち人間はそう簡単には死ななくなった**のです。

長生き時代だからこそ重要なこと

さて、医学が進歩し平均寿命が１００歳に向かおうとしているのを受け、あなたはどうすればいいのでしょうか。単純に喜んでばかりもいられません。

まず、平均寿命が延びたからといって、あなたが長生きできるとは限りません。多くの人が１００歳まで生きるなかで、自分は70歳で人生を終えるというのは避けたいですよね。

もっとも、働き盛りの世代には、「１００歳までなんて生きなくていいよ」と否定的に捉える人が結構、見受けられます。でも、まだ先のことだから余裕があるだけで、実際に70歳前後になれば「まだまだ生きたい」と思うはずです。

余裕ついでに「俺は、太く短く生きるんだ」などと豪語する人もいます。しかし、実際には「太く短く」なんて都合良くはいきません。体のことを顧みずに無茶を重ねて重篤な病に倒れ、その後遺症でほぼ寝たきりの人生を長く送る結果になる人もたくさんいるのです。

つまり、あなたは、頭も体もできるだけ元気なQOLの高い状態で100歳を迎えられるように、**余裕のある今のうちから準備**しておかねばなりません。

しかし、それは「願って」いるだけではダメなのです。

いくら、メカニズム的には120歳まで生きることが可能だといっても、さまざまな汚染物質やストレスに囲まれて暮らす現代人は、途中でどうしてもなんらかの病気に罹りやすくなります。それに対する正しい行動が取れなければ、あなたの望みはかないません。

では、必要とされる「正しい行動」とはどんなものでしょう。その基礎となるのは、これまでも述べてきたように「正しく知る」ということです。

年齢を重ねれば、がんをはじめとしていろいろな病気が出てきます。このとき、自分の体がどういう状況にあるのかを正しく知れば、早い時期に適切な治療が受けられます。しかしながら、これができていない人が多いのです。

その理由として、まず、**一般的な健康診断や人間ドックの検査では、命取りの病気を早期発見するには不充分**だというのがあります。

加えて、たとえ早期に見つかったとしても、どこでどういう治療を受ければいいかについて判断を誤り、手遅れにしてしまうことが多々あります。

一口に医療者と言ってもピンキリで、勉強不足で古い治療しか施せない医者もたくさんいます。

自分の命に関わることを、「ついていない」で済ますわけにはいきません。結果を背負うのは、知らなかったあなたなのです。

免疫力があなたの人生の質を高める

新型コロナウイルスの流行で、私たちは個々の免疫力の大切さを嫌というほど知らされました。

なにしろ、確立された治療法がない新しい病気ですから、政府も医療者もできることは限られていて、「最後はひとりひとりの免疫力いかん」とならざるを得なかったわけです。

実際に、同じような状況で感染した同じような年齢の患者さんのなかにも、ほとんど症状なく済む人もいれば、重症化したり命を落とす人もいました。

しかし、冷静に考えてみると、このことはどんな病気にも言えるのです。単なる風邪からがんまで、その予後は免疫力によって変わってきます。

もっと言うなら、ケガの傷だって免疫力が弱っていれば治りが遅いのです。

だから、途中にいろいろな病気に罹るであろう人生１００年の時代には、**免疫力の高い人と低い人で、そのＱＯＬに大きな差**が出てしまいます。

ちなみに、私の言う「免疫力が高い」状態とは、正確に表現するなら「免疫システムが正しく機能している」状態のことを指します。

新型コロナウイルスに関する報道で、あなたも「免疫システムの暴走」という言葉を耳にしたことでしょう。私たちに備わった免疫システムは、侵入してきた敵を倒そうとするあまり、ときに自分自身まで攻撃してしまうことがあります。

それによって、サイトカインストームという深刻な症状が誘発され、命を落とすこともあるのです。

リウマチなどの自己免疫疾患も、免疫システムの暴走が原因となっています。

つまりは、暴走せず最適なところで働く免疫力こそが必要なのです。

では、そうした理想的な免疫力を有しているのはどんな人なのでしょう。それは生まれつきのものなのでしょうか。

これもまた、正しい知識に裏打ちされた、**正しい行動習慣によって身につきます。**

気にすべき優先順位

会社の健康診断の結果が出ると、たいていこんな会話が交わされます。

「どうしよう。要観察が３つもあった」

「いいじゃないか。俺なんか５つだよ」

周囲の人と比べることで、「自分はまだマシ」と安心したい気持ちがあるのかもしれません。

しかし、異常を指摘された項目が３つの人が、５つの人より長生きできる可能性が高いということではありません。問題はその内容です。

病気には、歴然とした順位があります。

圧倒的なナンバーワンはがん。日本人の２人に１人が罹り、３人に１人が命を落とすという、最強の病気です。しかも、若い人たちをも容赦なく襲います。

ただし、同じがんでも重要度は違います。膵臓《すいぞう》がんと前立腺《ぜんりつせん》がんでは、その予後はまったく変わってきます。

2位は心筋梗塞などの心臓病。肥満大国アメリカでは、がんよりも心臓病による死者が多くなっています。

いずれにしても、がんと心臓病は不動のトップ2と言っていいでしょう。

ところが、3位以降はちょっと微妙です。かつて、日本人の死因の3位は脳卒中だったのが、今は肺炎や老衰なども増えています。さらに、QOLを考えたらアルツハイマー病も深刻です。

こうした重大な病気と比べたら、尿酸値が高いとか、中性脂肪が高いなどというのは騒ぐに値しません。

物事には優先順位があり、健康維持に関してもすべて同様です。

さまざまな検査、必要な治療、体力づくりの運動、いい食事、ストレスを解消してくれる趣味……あなたが、QOLの高い100歳人生をまっとうするために、やるべきことはたくさんあります。でも、その全部を行おうとしたらお金も時間も足りません。ここは、効率的な取捨選択が必要です。

たとえば、体のためにとスポーツクラブに通っている人もいると思います。都内の一般的なスポーツクラブだと、月会費は1万2000円くらいが平均のようです。年にすると15万円近くになります。

しかし、運動は自宅でもできますから、この15万円を最新のがん検査に向けるのもひとつの方法です。会社や市区町村の健康診断で「異常なし」と言われていたのに、がんで命を落とす人が少なからずいることを考えたら、検討する余地は大いにあるでしょう。

1年に1度の高度ながん検診。こんな習慣を新たに追加してはどうでしょう。

盲点は腎臓

これからの日本人がQOL高く100歳人生をまっとうするために、**非常に重要なのが「腎臓」**の状態です。

腎臓は地味な臓器で、しかも、よほどのことがないと悲鳴を上げません。しかし、人間が命をつなぐための解毒作用を担っており、腎臓が働かなくなれば、尿毒症を起こし（つまり全身に毒が回り）即、命を落とします。

詳しくは6章で述べますが、腎臓は加齢とともにその働きが落ちていきます。自覚症状はなくても、50代ともなれば、すでに慢性腎臓病になっている可能性もあるのです。

でも、みんな気づいていません。気づいていなければ、さらに悪化させてしまい、とても100歳まではもちません。

腎臓の状態を正しく把握するためには、「尿アルブミン値」を測定することが必須ですが、これは**普通の健康診断ではまず調べません。**よく調べられる「血清クレアチニン値」が正常であれば大丈夫だと、医者も信じているからです。しかし、血清クレアチニン値に異常が出たときはもう遅いのです。

左ページのグラフを見てください。日本における慢性腎臓病の透析患者数と死亡者数の推移です。一目見て、透析を受けねばならない重症の慢性腎臓病患者数が激増しており、それによる死亡者数も増えていることがわかるでしょう。

先に私は、医学が大変に進歩している現状を述べました。そのおかげで、以前だったら諦《あきら》めるしかなかったがんも治るようになりました。人の手では難しい心臓の手術をロボットが安全に行えるようにもなりました。

そのような状況にあるにもかかわらず、慢性腎臓病による死亡がこれほど増えていることは決して看過できません。

現在、日本には2100万人もの慢性腎臓病患者がおり、成人の5人の1人に相当

● 慢性透析患者数と死亡数の推移

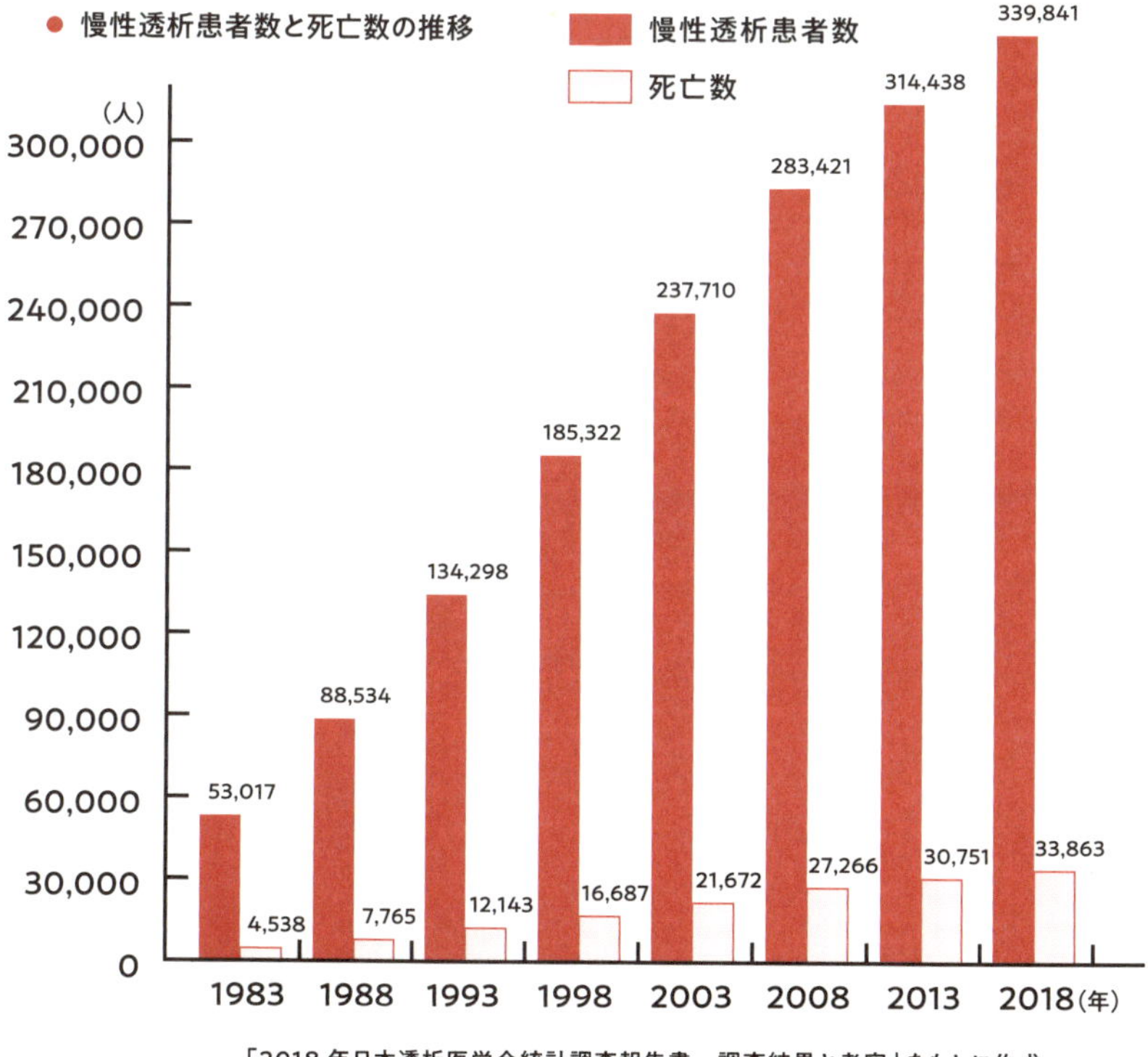

「2018 年日本透析医学会統計調査報告書　調査結果と考察」をもとに作成

します（Lancet, 2020 Feb 29;395:709-733）。これは一流医学誌に報告された最新の間違いない数字です。

しかも、日本人は透析が必要なほどに悪化するケースがとても多く、その率は台湾に続いて2位です。

腎臓は沈黙の臓器であり、がんや心筋梗塞のように、急激に「今すぐどうにかしなければ」という状況にはならないので、医者もあまり関心を持ちません。だから、専門医も少なく、大学病院など大きな医療施設に通っていても、腎臓について指摘される機会はほとんどありません。

となれば、あなたが腎臓に無頓着《むとんちゃく》でいたのも無理からぬことです。

統計上の死因としては、腎臓病によるものは7位です。しかし、慢性腎臓病になると、それ自体は比較的軽症であっても、心筋梗塞や脳卒中に罹る率が跳ね上がります。腎臓病自体で亡くなる前に、心筋梗塞や脳卒中で命を落とすことになり、その死亡率は4倍にも上るのです。

慢性腎臓病に罹ることは、すなわち命を縮めること。

さらに、透析は著しくＱＯＬを下げます。週に3日、1回4時間ほど拘束されるのですから、仕事も旅行もできません。

100歳人生を素晴らしいものにするために、腎臓を大切にする習慣を身につけましょう。

新しい時代の小さな習慣

繰り返しますが、本書で私がみなさんにお伝えしたい小さな習慣は、言い尽くされた古めかしいものではありません。新しい時代には新しい知見が必須です。

今後は医療も多様化し、専門クリニックや自由診療（保険外診療）も増えていくでしょう。

自由診療と聞くと、突飛なことをやって高いお金を取る怪しい医療者を想像するかもしれません。たしかに、手遅れのがん患者に根拠もない「治療もどき」を行う不届き者も希《まれ》にいます。

しかし、素晴らしい医学の進歩をいち早く患者さんに享受してもらうために、自由診療での新しい治療の提供を試みる医療機関も増えています。

そうしたことを正しく知り、本当に自分に必要なものを取り入れていく知性が、人生100年時代には必須だと私は考えています。

同時に、**医学は他のどんな分野よりも加速度的に変化するダイナミックな学問**であり、ときに、過去の常識は180度覆されます。

私自身、過去に信じていたことを、ひっくり返し改定しながら毎日の臨床の現場に立っています。このときに大事なのは、「過去はどうだったか」ではなく「最新の知見はなにか」です。そこに行き着けることが重要なのです。あなたも、そういう柔軟性をいくつになっても失わずにいてください。

習慣は、繰り返して身につくもの。だから、ずっと変えずに行うことがいいのだと考えているかもしれません。しかし、こと健康に関してそれではいけません。絶えずアップデートしていける頭の柔らかさ、知的好奇心こそ最も求められているのです。

とはいえ、医師として長く患者さんと接してきて、人はなかなか生活様式を変えることができないということもわかっています。

だからこそ、**小さなことから始めること、知ることから始めることが重要**なのです。

では、次の2章からそれを実践していきましょう。

もっと知りたい最新医療の話
がん

「かつては、がんは命を脅かす恐ろしい病気であった」

こんなふうに過去形で語られる日が来ることを多くの人が願っているはずです。そのために、世界中の医療関係者や科学者たちが研究を進めています。

たとえば、最近、アメリカのメイヨ・クリニックという大病院のリウ博士らが、1回の血液検査で50種類ものがんを、かなり正確に早期に検知できるという研究結果を発表しました。

私たちの血中には、細胞から放出されたDNAの残骸《ざんがい》のようなものが存在しています。それを「cfDNA（cell-free DNA）」と呼びますが、そのcfDNAの状態が、健康な人とがんがある人では違うことがわかったそうです。

手術も進化しています。従来のようにお腹や胸を大きく開けば、それだけ患者さんの体力も落ち回復が遅れます。また、臓器が空気に触れることで感染症や合併症を引き起こす危険性もあります。そこで、腹腔鏡《ふくくうきょう》下手術やロボット手術が増えているのです。

手術だけでなく、「光免疫療法」など、世界中で研究が進められている気鋭の治療法が登場し、日本でも治験の第三相まで進んでいます。

薬も次々と開発されています。

ノーベル賞を受賞した本庶佑《ほんじょたすく》博士が開発した「オプジーボ」は、免疫チェックポイント阻害剤と呼ばれるものです。今、6つの免疫チェックポイント阻害剤があり、いろいろながんに対応できるようになりつつあります。

「分子標的薬」という薬もかなり有望です。「精密医療」と呼ばれる治療法のひとつで、正常な細胞を傷つけずがん細胞だけを攻撃できる薬です。白血病の治療薬として注目される「イマチニブ」も分子標的薬です。日本でもすでに60種類以上の分子標的薬が承認され、治験中のものも多く期待が持てます。

こうした薬の開発には、ゲノム研究が進んだことが大きく寄与しています。がんは、さまざまな要因で遺伝子に傷がつくことで発生しますが、そうした**遺伝子の変異メカニズムを解明することで、ピンポイントの治療が可能になる**のです。

ゲノム医療が、がんを死なない病気に変えてくれるかもしれません。

第2章

いまから始める
食事の習慣

食事の習慣こそ、小さく、小さく

私が医者になったばかりの頃、糖尿病の患者さんに対して行われている食事指導はひどくトンチンカンなものでした。そこでは、カロリー制限に主眼が置かれ、それを素直に取り入れている患者さんは、いつも空腹を抱えているような状態でした。

今は、正しい知識を持った専門医なら糖質制限をすすめますし、患者さんの間でも、その重要性が理解されつつあります。

実際に、糖質制限のやり方について、写真やイラスト入りで説明されたわかりやすい資料も増え、あちこちで配布されています。

ところが、糖尿病は相変わらず増え続けています。

糖尿病の患者さんでなくとも、肥満者のダイエットにも糖質制限は確実な効果を上げます。私も、雑誌の特集企画などで多くの肥満者に糖質制限の方法を指導してきました。ダイエットの本や食事のレシピ本も50冊以上書きました。

しかしながら、やせられる人とそうでない人がいました。とくに、女性で80キロ、男性で100キロを超えるような肥満者の場合、「ほとんど不可能」という認識を私は得ています。

彼らは、頭では理解していても、糖質を摂《と》ることをやめられないのです。肉や揚げ物などは我慢できても、ご飯やパン、麺類《めんるい》を減らすことはせいぜい数日が限界のよう。炭水化物を食べるのが大好きで、中毒になっているのです。

しかしながら、それを軽々に非難することはできません。

というのも糖尿病や肥満の患者さんに指導を行っている医者や管理栄養士にも、太った人がたくさんいます。彼らは、患者さんには理想論を述べているのに、自分のことはコントロールできないわけです。

食事の習慣は、私たちにとって変えるのが最も困難なものかもしれません。でも、だからこそ小さな習慣が大事なのです。

なにを食べるか。

いつ食べるか。

どう食べるか。

こうしたことは、あなたの健康の基本です。子どもの頃から身についた食事の習慣について見直し、少しずつ変えていきましょう。

01 忙しくても食事の時間は削らない

私たちが口から摂った食べ物は、単純に胃や腸を通って便として出てくるわけではありません。

私たちの体は完璧《かんぺき》にできており、そこには素晴らしい消化・吸収のメカニズムが組み込まれています。

一例を挙げれば、ご飯の炭水化物はブドウ糖に、肉のタンパク質はアミノ酸に分解され、小腸から吸収されてそれぞれの役割を果たします。さらには、ほかの物質と結びついたりして、さまざまな作用をします。

だから、体にとって最も良いバランスで、いろいろな栄養素を取り込んでいく必要があります。「お腹がいっぱいになればなんでもいい」というのは、とんでもない話なのです。

さらに食事においては、**「噛《か》む」という作業がとても大事。**よく噛むことで唾液《だえき》に含まれる酵素が働き、消化・吸収を助けてくれます。

加えて、時間をかけてよく嚙んでいると、脳に「充分に食べた」というシグナルが届くので、ほどほどで満足できます。

また、「食べ物が入ってきたから古いものは出そう」と認識し、腸が動き出して排便を促します。

こうしたシステムが、ちゃんと働くようになっているのが私たちの体。この働きを止めてしまうと、動かさずに放置している機械と同じでさび付いていきます。

たとえば、ろくに嚙まずに丼物を丸呑《まるの》みしているような食べ方ではどうでしょう。そもそも、丼物は栄養素をバランス良く摂取するには向きません。

また、嚙むことが少ないと、満腹サインが脳に届かず食べ過ぎてしまいますし、便通にも支障が出ます。

血糖値も急上昇し、糖尿病や肥満の原因になります。

最近は、「とろけちゃいそう」が食べ物の褒め言葉にもなっており、柔らかいものを好む人が増えています。しかし、あまり嚙まないで済む食べ物を食卓に上げる習慣は、今すぐに正したほうがいいでしょう。

3食摂ることも大事です。

食事と食事の時間が開けば、空腹感が強くなり、どかんと食べてしまいます。それによって血糖値が急激に上がるだけでなく、消化器への負担が大きくなります。

食事は、健康維持のために最優先されるべきテーマであり、どれほど忙しくてもその時間は確保しましょう。

ランチの時間を大事にしている部下に対し、「飯と仕事とどっちが大事なんだ」など言う上司は過去の遺物。**本当にパフォーマンスの高い仕事をする人は、ちゃんと食事を摂っています。**

時間をかけてよく噛んで食べる。その内容にも気を配る。

健康を保つための習慣として、大事なはじめの一歩です。

02 パワーサラダで免疫力を高める

今アメリカで「パワーサラダ」がトレンドになっています。現代人に不足しがちな栄養素を効率的に摂るためのサラダで、アメリカでは肉などのタンパク質や果物、穀類を加えたものが人気のようです。しかし、**圧倒的に大事なのは「野菜」**です。厚生労働省は、1日に350グラム以上の野菜を食べることを推奨しています。

実際に、「もっと野菜を食べなさい」と親から言われて育った人は多いはずです。でも、子どもの頃は納得できなかったのではありませんか？

肉をおかずに白いご飯をもりもり食べると元気が出る気がするけれど、「野菜なんてなんの役に立つの？」と。

それでも、大人になってみると、野菜をよく食べるのは、スマートな人や肌がきれいな人に多いと気づきます。

さらには、親に代わって健康診断の担当医から、「ちゃんと野菜を食べていますか？」などと言われるものだから、いよいよ野菜が健康にいいということは認めざるを得なくなります。

ところが、その理由についてちゃんと理解している人は多くありません。「食物繊維が多いから便秘にいいんでしょう」とか「ビタミンが豊富なんだよね」くらいがせいぜいのところです。

実は、野菜や豆類、海藻、キノコなど植物由来の食べ物は、植物であるが故に免疫力を高める素晴らしい働きをするのです。

植物が動物や昆虫などと決定的に違うのは、「移動しない」ことにあります。動物や昆虫は、弱い種であっても天敵から逃げることが可能です。しかし、そこに居るしかない植物は、いつどこからどんな危害が加えられるかもしれません。

そこで、自分に襲いかかるさまざまな天敵から身を守るために、**「ファイトケミカル（phytochemical）」という天然の防御物質が、植物には豊富**に含まれているのです。

ファイトケミカルは、強力な抗酸化作用・抗ＡＧＥ作用を有しており（ＡＧＥについては54ページに詳述します）、がんや動脈硬化、糖尿病、アルツハイマー病などの生活習慣病を防ぎ、新型コロナウイルスのような新しい病原体とも闘ってくれます。

実際に、植物はがんに罹《かか》らないし（動物は人間以外もがんで命を落とします）、ウイルスによって朽ちることもめったにありません。

一方で、動物である人間には、ファイトケミカルをつくり出す機能はありません。だから、野菜や豆類を食べることで、そのお裾分《すそわ》けに与《あずか》るしかないのです。

ファイトケミカルは免疫活性化物質の総称で、具体的にはポリフェノール、イソフラボン、カロチン、リコピン、アントシアニン、イソチオシアネート、スルフォラファンなどがあって、それぞれ多く含まれる食材があります。たとえば、イソフラボンは大豆に、カロチンは人参に、リコピンはトマトに多いという具合です。

だから、いろいろな野菜をたくさん食べることで、さまざまな種類のファイトケミカルを摂取できます。

昔から、どこの国にもベジタリアンは存在しました。今は、さらに厳格に卵や乳製品も口にしないビーガンが流行《はや》っています。

こうした主義の是非はともかくとして、**もともと人間は植物由来の食材だけで生きていける**ようにつくられており、それだけで5大栄養素（タンパク質、脂質、炭水化物、ビタミン、ミネラル）はしっかり摂れます。

なにも、菜食主義者になる必要はありませんが、少なくともこれまで以上に野菜はたくさん食べてください。そのときに、ジャガイモなどの根菜に偏ると炭水化物の摂り過ぎになりますから、ほうれん草や小松菜などの葉菜、トマトやナスなどの果菜を中心に食べ、ファイトケミカルを増やしましょう。

有機無農薬で栽培された野菜が理想です。農薬や化学肥料を用いれば、虫がつかずに早く大きく育つという農家側の利点はありますが、栄養面では劣りますし、発がん性の不安も拭《ぬぐ》いきれません。有機無農薬のものが手に入らない場合、よく洗ってください。

ちなみに、厚生労働省が推奨する350グラムとは生の状態での目安です。たとえば、ほうれん草なら1把200グラムくらい。レタス1個が300〜500グラム前後です。左ページに示した表を参考に、感覚をつかんでおくといいでしょう。

野菜が苦手な人は「こんなにたくさん食べられない」と思うかもしれませんが、3食に分ければたいした量ではありません。私自身は、昼食にたっぷり野菜を摂っています。

野菜は、火を通すとビタミン類が失われますが、嵩《かさ》が減って分量を多く食べることができるので、生のサラダでなく、鍋《なべ》の具にしたり、炒《いた》めたり、煮たり……といった食べ方をしてもいいでしょう。**熱を加えると、硬い細胞壁が壊れて、より多くのファイトケミカルを摂取できる**という利点もあります。

● 野菜の重さ目安

食品名	単位	重量
アスパラガス	1本	20g
オクラ	1本	10g
かぶ	実1個	100g
かぼちゃ	1個	1500g
キャベツ	1玉	1000g
きゅうり	1本	100g
ごぼう	1本	200g
小松菜	1株	30～50g
じゃがいも	1個	150g
春菊	1株	20～30g
ズッキーニ	1本	100g
セロリ	1本	150g
大根	1本	1000g
玉ねぎ	1個	200g
トマト	1個	150～200g
ながねぎ	1本	150g
なす	1本	100g
にんじん	1本	200g
白菜	1玉	2800g
ピーマン	1個	35g
ブロッコリー	1株	300g
ほうれん草	1把	200g
水菜	1束	200g
もやし	1袋	250～300g
レタス	1個	400g
れんこん	1節	200g

古賀市ウェブサイト「食材・調味料の量・重さ」をもとに作成

03

食物繊維で腸を整える

私たちの大腸には、1キログラムを超える腸内細菌が存在し、いろいろな働きをしています。その働きは、便秘など大腸内の問題を解決するに留《とど》まりません。

実は、私たちの免疫を担う免疫細胞の7割が大腸にあります。大腸の調子が悪ければ免疫システムが正しく機能せず、がんやさまざまな生活習慣病を引き起こし、コロナのようなウイルスと闘う力も弱くなります。あなたの健康を考える上で、大腸の状態は非常に重要で、その状態を左右するのは腸内細菌なのです。

腸内細菌は、ただ量があればいいというものではなく、その種類とバランスが大事になります。

健康な人間の大腸には、およそ1000種類、数にして100兆～1000兆個の腸内細菌がいると言われています。1000種類の腸内細菌は、善玉菌・悪玉菌・日和見菌の大きく3つに分けられます。日和見菌は、腸内の状態によっていろいろ立ち位置を変える菌です。

加工品やファストフードなどに偏った不健康な食生活を送っていたり、食物繊維の摂取が少ないと、バランスが崩れ悪玉菌が優位になります。

便秘が原因で悪玉菌が増えると、尿毒素などの有害物質を多く産出し、腎臓《じんぞう》も悪くします。

また、腸内細菌のバランスが悪い状態が続くと、脳の炎症が引き起こされ認知症につながる可能性も指摘されています。

このようなことから、善玉菌優位になるようないいエサを腸内細菌に送ってあげなければならない。そのために必須《ひっす》の栄養素が食物繊維なのです。

野菜、豆類、海藻、キノコといった植物性食品は、食物繊維が豊富です。

食物繊維というと、「ゴボウやセロリなどを食べたときに感じる筋っぽいもの」という解釈をしている人も多いのではないかと思います。そうした、いかにも繊維らしきものは **「不溶性食物繊維」** といって、どちらかというと便の嵩を増すのに役立ちます。

一方で、ワカメやコンブ、キノコなどのヌルヌルした部分は **「水溶性食物繊維」** で、こちらは主に腸内細菌のエサとなります。

大腸にとっては **「不溶性」「水溶性」どちらも大事。** 普段から野菜や海藻、キノコ類を意識的に食べるようにしましょう。

かつて食物繊維は、ただの「カス」と捉《とら》えられていました。というのも、唯一、私たちが消化・吸収できない栄養素だからです。

私たちが食事をすれば、消化の過程で、たとえば炭水化物はブドウ糖へ、タンパク質はアミノ酸へと姿を変え、小腸から吸収されていきます。ところが、食物繊維だけはそれをしないので、栄養学的には「役立たず」だと思われていたわけです。

実際に、野菜嫌いの人たちの発言の中には「野菜に含まれるビタミンやミネラルをサプリメントで補充すれば何も問題はない」と、食物繊維の存在などまったく無視したものも見られました。

しかし、腸内細菌の研究が進んで、その認識は一新されました。私たちが消化・吸収することができないからこそ、食物繊維は小腸を通過して大腸まで届き、そこで腸内細菌のエサとなるわけです。

ちなみに、今、日本人に大腸がんが激増しています。女性は、部位別がんの罹患率では2位（1位は乳がん）で、死亡率に関して言うと1位なのです。

男性は罹患率では、前立腺《ぜんりつせん》がん、胃がんに続いて3位。死亡率では、肺がん、胃がんに続いて3位となっています。

女性で死亡率が高いのは、肛門《こうもん》からの大腸内視鏡検査を嫌がっているうちに進行させてしまうといった理由もあるかもしれません。しかし、最大の原因は、**男女ともに食物繊維豊富な食材の摂取が減っている**ことです。

繰り返し述べますが、大腸の環境は大腸の問題に留まりません。全身の健康を守るために、食物繊維を摂りましょう。

04

肉と魚で回復力を高める

これまで、植物由来の食材の優位性について述べてきましたが、もちろん、動物性のものにも素晴らしい利点があります。

たとえば、マグロやカツオなどの回遊魚、稚魚から成魚になるまでに太平洋を大回遊する鰻《うなぎ》、走り出す力の強い馬、大空を飛ぶ鳥類などには**「カルノシン」という天然の抗酸化物質が豊富**に含まれます。

カルノシンはアミノ酸が2つ結合しただけのシンプルな構造ながら、抗AGE、抗炎症効果もあり、強力な疲労回復作用があります。夏バテしたときに「鰻でも食べて精力をつけたいな」と感じるのは、正しい反応なのです。

なお、AGE（Advanced Glycation End Products）は「終末糖化産物」と呼ばれ、「糖化」によって産出される、とてもタチの悪い老化促進物質です。酸化が「体がさびること」であるなら、糖化は「体が焦げること」。AGEは体にできた「毒性の高い焦げ」とでも認識しておいてくれればいいでしょう。

「酸化」「糖化」「炎症」といった体にとって非常に悪い作用はたいてい同時に起きます。酸化だけ起きるとか、糖化だけ起きるというのではなく、複合的な悪作用によって健康は脅かされていきます。カルノシンにはそれらをまとめて対処する力があるのです。

カルノシンが含まれる肉や魚の主成分はタンパク質です。84ページで詳しく述べますが、タンパク質の摂り過ぎは腎臓に負担をかけます。しかし、日常の食事ではめったにタンパク質過剰にはなりません。

プロテインのような不自然なものは一切やめ、**日々の食事で肉や魚から良質なタンパク質を摂る**ようにしましょう。

魚については、カルノシン豊富なマグロやカツオに加え、サバ、アジ、サンマ、サーモンなどを積極的に食べることをすすめます。これらには、ＥＰＡ（エイコサペンタエン酸）とＤＨＡ（ドコサヘキサエン酸）という脂肪酸が多く、動脈硬化を防ぐ効果があります。最近ではアルツハイマー病も予防すると報告されています。

豆アジやジャコのように、頭から全部食べられる小魚は、カルシウムとビタミンＤ（カルシウムを吸収するために必要です）が豊富ですから、骨粗鬆症《こつそしょうしょう》が心配な人に向いています。

いずれにしても、**魚はそれぞれにいい働きがあるので「種類にこだわらずどんどん食べる」**というスタンスでいいでしょう。サバの水煮缶やシャケの中骨缶などを常備しておけば、ちょっとしたお酒のつまみとしても魚を食べることができます。

一方で、肉には少し注意が必要です。

国立がん研究センターの研究チームが日本人を対象に行った大規模調査で、牛肉や加工肉の摂取が大腸がんの発症率を高めることがわかりました。

鶏肉《とりにく》にはそうした傾向は見られなかったことや、カルノシンが多く含まれることもあり、**「肉を食べるなら鶏肉中心」**でいることをすすめます。

肉については産地も重要です。アメリカから輸入されている牛肉は、早く大きくするための肥育ホルモンが使われている可能性があります。今、世界中で前立腺がんと乳がんが増えていますが、これら性ホルモンに関係する疾患が、牛肉などの肥育ホルモンと無縁だとは言い切れません。

健康を考えたら、「危うきには近寄らず」が一番です。

魚をたくさん、鶏肉をほどほどに食べ、そのほかの肉は、信頼できるものをときどきに留めるという形で良質のタンパク質を摂りましょう。

05 健康効率の高い調理法を身につける

今でこそ、寿司《すし》も刺身も世界的にメジャーな食べ物になりましたが、少し前までは魚を生で食べるなど奇異な目で見られたものです。

でも、寄生虫や食中毒などが心配な食材でない限り、**栄養素のことを考えたら生で食べるのが一番いい**のです。

前にも述べたように、野菜は火を通すとビタミン類が大きく損なわれます。野菜以外の食材でも同様のことが起き、火を通すことで大切な栄養素が目減りします。

また、ほとんどの食材は、火を通すと前述したAGE（54ページ参照）が増えます。

AGEは、悪魔のような老化促進物質で、体のあちこちで悪さをします。血管にAGEが溜《た》まれば動脈硬化に、骨に溜まれば骨粗鬆症に、皮膚に溜まればシミやシワに……という具合です。細胞そのものを老化させますから、がん、糖尿病、アルツハイマー病など、あらゆる生活習慣病の原因となります。

日に当たったり、ストレスを受けたり、糖質を摂ることでもAGEは産出されますが、食べ物からも体内に入ります。だから、毎日の食事では、なるべくAGEが増えない調理法を心がける必要があります。

では、具体的にどうすればいいのでしょう。

「AGEは、高温で調理するほど増える」と覚えておいてください。

最もAGEが少ないのが生。次いで、蒸す・茹《ゆ》でる・煮る・炒める・焼く・揚げるとAGEは増えていきます。

同じアジであっても、刺身で食べるより塩焼きにすればAGEは増えます。同じ豚肉でも、とんしゃぶのほうがとんかつよりAGEは少なく抑えられます。

揚げ物好きの人は、どんな食材でも天ぷらやフライにして食べたがります。たしかに、揚げ物は美味《おい》しいですね。でも、そうした食生活を送っていれば、いつの間にかAGEをたくさん溜め込んでしまいます。

普段から、生で食べられるものは生で食べてみましょう。火を通すにしても、せいぜい蒸したり茹でたりに留めましょう。このようにシンプルな食べ方をしていると、食材そのものの味がわかってきます。結果的に、調味料による味付け自体も控えめになって減塩につながります。

ちなみに、**バーベキューは最悪**です。

まず、バーベキューでは、素材を直火《じかび》に近い高い温度で焼きますから、AGEがどんどんつくられます。

そこには、焦げもできます。焦げには発がん物質が含まれます。

また、バーベキューでよく食されるフランクフルトやソーセージなどの加工肉には、亜硝酸ナトリウムやリン酸ナトリウムなど体に悪い添加物がたっぷり入っています。

戸外での食事は開放感もあり楽しく、心の健康には寄与します。ただ、そこでどんな食材をどう調理して食べるかといったことが、体の健康を左右するということを忘れないでください。

06

水を1日2リットル飲む

夏の猛暑が当たり前となり、健康維持のために水を飲むことの大切さが言われるようになりました。今では、冬でもマイボトルを持参し、定期的に水分を補給する人も増えています。医学的見地からも、とてもいいことです。

私たちは尿や汗として、1日に約2・5リットルの水分を排出します。

夏や活動中は汗の排出量が増え、なんと、人間は15リットルもの汗を出すことができるそうです。運動量の多いアスリートなど、たしかにそのくらい大量の汗をかくかもしれませんね。つまり、私たちの体は、水を15リットル飲むこともあるという想定のもとにつくられているわけです。

私たちが汗をかくのは、体温調節を行うためです。体温が上がってきたら汗をかいて、それが気化熱となって体温を下げてくれます。このときに、水分が不足していると汗をかくことができず、体温が上昇して熱中症になります。

汗は気がつかないうちにもかいているので、**自分が思っているよりも体内の水分は**

失われています。だから、意識的に水分補給をすることが大事なのです。

体内の水分が少ないと、尿の出も悪くなり毒素が体に溜まります。いいおしっこのためにも、水分補給が必要です。

ただ、尿を体外に出すのは腎臓の役目だから、あまり水を摂り過ぎると腎臓に負担がかかるのではないかと危惧《きぐ》する人もいるかもしれません。そこで、日本腎臓学会の教科書を見ると、1日3リットル以上の水分摂取がすすめられています。だから、水の「摂り過ぎ」については心配する必要はありません。1日に3リットル以上の水分補給を習慣にしましょう。

むしろ、圧倒的に「不足」の害が大きいのです。水分が不足すれば血液がドロドロになって血栓ができやすくなります。また、血糖値も高くなります。便の水分も減って便秘になります。いいことはひとつもありません。

なお、「1日3リットル以上」の中には、料理やお茶、コーヒーなどの水分も含まれます。**水そのものとしては、2リットルを目安に**するといいでしょう。

私はとくに、お酒を飲むときには水を大量に飲みます。それによって血中アルコール濃度が高くなりすぎず悪酔いしないからです。またアルコールが早く尿に出て二日酔いも防げます。

ヨーロッパ諸国のレストランでは、お客さんはみんな、ワインとともに750ミリリットルから1リットルの水を注文します。店の従業員も「水はガス入りかガス抜きのどちらにしますか?」と聞いてくるので、水を飲むことが大前提になっているわけです。

ところが日本では、居酒屋はもちろんのこと、フレンチやイタリアンのレストランでも、お金を払って水を注文する習慣があまりありません。水はサービスでグラスに注いでくれるところがほとんどです。

私は、日本で外食しても水をたくさん飲むので、フロアスタッフは大変です。妻が「夫はたくさん水を飲むので、お手間にならないように最初からピッチャーで持ってきてください」と頼むのですが、「いえいえ、私どもがお注ぎしますから、いくらでもおっしゃってください」と返ってきます。

でも、私の水の飲みっぷりは彼らの想像を超えているのです。

あなたも、私に負けないくらい水を飲んでください。

水は、「喉《のど》が渇いたから飲む」のでは足りないし、ましてや、熱中症の対策としてそれでは遅すぎます。

年齢を重ねると、そもそも「喉が渇いた」という感覚が鈍ってきます。自覚したときは相当に足りなくなっている可能性大です。

これからは、**「1時間に1回、コップ1杯飲む」**というように決めて、それを習慣にしてしまうといいでしょう。

07 自宅の油はオリーブオイルに

私たちの体は、およそ37兆個もの細胞からなっています。その細胞膜は脂肪酸からできており、どんな脂質を摂るかは全身の健康を考える上でとても重要です。ところが、日本人は脂質を選ぶ目がイマイチで、かつそもそも摂取量が不足している傾向にあります。

脂質は、大きく、飽和脂肪酸と不飽和脂肪酸の2つに分かれます。飽和脂肪酸は、バター、ラードなど動物性の油で、コレステロール値を上げることから、これまでは健康に良くないとされてきました。そのため、日本人の多くが「サラダ油」などという謎の植物性油を多食してきました。

しかし、最近は、「動物性の飽和脂肪酸をもっと摂ったほうがいい」という研究結果が次々と出ています。

実は、脂質で最も危ないのは、植物油を原料に人工的につくられたもので、その典型例がマーガリンとショートニング、サラダ油です。これらには、トランス脂肪酸という体にとても悪い物質が大量に含まれています。

トランス脂肪酸は動脈硬化を進め、心筋梗塞《こうそく》の原因となることがわかっており、欧米諸国では厳しく規制されていますが、残念ながら日本では、まだまだあちこちで使われています。

逆に言うと、日本で暮らしていて、まったくトランス脂肪酸を摂らずにいるのは困難です。外食での炒め油やマヨネーズ、友人宅で出されたお菓子など、気にしていたらキリがありませんし、それこそＱＯＬが低下してしまいます。

だからこそ、自宅で使う油は、徹底していいものに替えてはいかがでしょう。

今のところ、私が**「絶対にこれ」とすすめることができる油は、エキストラバージンオリーブオイル**だけです。

オリーブオイルは紀元前４０００年頃から今日に至るまで、地中海諸国で多く摂取されてきた歴史があります。

最近でも、オリーブオイルの健康に対する効果は、さまざまな医学論文に発表されています。たとえば、オリーブオイルをたっぷり使った地中海食ダイエットを行うと、心臓発作や脳卒中の発症率が30％も下がることが報告されています。

今、ココナツオイル、エゴマ油、アマニ油など「健康に良い」と言われる油脂がいろいろ出回っています。しかし、脂質は細胞膜の原料となる重要なものだけに、その真偽をしっかりと見極める必要があります。実際に、かつてはマーガリンもサラダ油も「健康に良い」と信じられていたのです。

まだ、「新顔」の油に飛び付くのは早い気がします。

一口にオリーブオイルと言っても、品質はさまざまです。せっかく「良い油」にこだわるのですから安価なものには手を出さず、あくまでもエキストラバージンオリーブオイルを選んでください。

また、油は酸化しやすいですから「お得な大瓶」はすすめません。どんな食材でも酸化はNGですが、油の酸化は特別に注意が必要。油は酸化すると大きく変性して毒性が高くなります。

小瓶を早く使い切る。少し割高になっても、これが健康のために身につけるべき習慣です。

もっと知りたい最新医療の話

コレステロール

コレステロール値が高いとまずいのか、それともそれほど気にしなくていいのか。これまでも、いろいろ議論がなされてきました。

私としては、やはり「高いのは危険で下げたほうがいい」という結論に行き着きます。なぜなら、悪玉コレステロール（ＬＤＬ）値が高いと心筋梗塞のリスクが高まるのが明らかだからです。

ＡＨＡ（米国心臓協会＝American Heart Association）は、コレステロール管理ガイドラインを改定し、心筋梗塞のリスクが高い人は薬剤を用いてＬＤＬ値を70未満に、リスクが少ない人でも１００以下に下げることを推奨しています。

薬に抵抗がある人も多いでしょうが、**コレステロール値に食事の影響はほとんどない**ことがわかっています。卵の摂取量を減らしてみたりしても効果はありません。

脳梗塞も、ＬＤＬ値が高い人に頻発します。そういうことを気にしながら頑張って食事を制限し、それでも全然下がらないＬＤＬ値にイライラするより、**いい薬を使っ**

てみることも必要でしょう。

ちなみに、家族性高コレステロール血症という遺伝性の疾患があります。健常者の場合、LDLは肝臓の細胞表面にあるLDL受容体によって細胞内に取り込まれ壊されるようになっています。ところが、この受容体の遺伝子に異常があると、LDLを思うように細胞内に取り込めず、血液の中に増えてしまうのです。これが、家族性高コレステロール血症のメカニズムです。日本には25万人以上いると推測されています。

両親のどちらか一方からその遺伝情報を引き継いだ場合は「ヘテロ接合体」といい、正常値139までのLDL値が200〜300㎎／dℓくらいまで高くなります。両親双方から引き継いでしまうと「ホモ接合体」と呼ばれ、LDL値は450㎎／dℓ以上という状態になります。

こうなると、さまざまに手を尽くして治療をしても子どもの頃から動脈硬化が進み、若くして心筋梗塞で亡くなるケースが多くなります。

こうした事例を見ても、やはり、LDLが心筋梗塞の原因となっていることは明らか。LDL値を低く抑えておくことは重要です。

第3章

病気を遠ざけ、体を大切にする食事の習慣

少しずつ病気を呼び込んでしまう習慣

私は、生活習慣病の代表格である糖尿病の専門医です。生活習慣病は、書いて字のごとく生活習慣が原因で引き起こされる病気です。心筋梗塞《こうそく》や脳卒中などの血管系疾患や腎臓《じんぞう》病はもちろん、がんも生活習慣病に含まれます。

ＷＨＯ（世界保健機関）は、これら生活習慣病について、新型コロナウイルスなどの感染性疾患に対し、「非感染性疾患（ＮＣＤ＝Non-Communicable Disease）」と表現しています。

つまり、発病の原因が外からの感染ではなく、自分の中にあるのが生活習慣病だと捉《とら》えることもできます。

かつて、生活習慣病は「成人病」と呼ばれました。成人した大人に多い病気だったからですが、年をとること自体より、**日々の習慣の積み重ねに原因がある**ことを明確にするために名前が変わったのです。

仮に、今のあなたが高血圧に悩まされているとしましょう。それでも、20代の頃には正常だったはずです。せいぜい30代の後半くらいに「ちょっと高いですね」と指摘され、あまり気にせずにいるうちに少しずつ少しずつ上がっていったのではないでしょうか。

では、なぜ少しずつ上がっていったのでしょうか。よく、「年齢を重ねれば、どうしても血圧も高くなっていくもんだよ」と言う人がいます。それは半分当たっていて半分間違いです。だって、さらに高齢でも正常血圧の人はたくさんいますから。

あなたが高血圧になっているとしたら、そういう生活習慣だったからなのです。

心疾患や脳疾患、腎臓病も同様、これまで異なる機序によって引き起こされると考えられていたさまざまな生活習慣病は、持続する炎症反応による臓器機能不全が原因だということがわかってきました。

要するに、**なにかの生活習慣病に罹《かか》る人は、どこかで炎症反応が持続している**のであり、その「どこか」は決して限定された状態ではないだろうと考えられます。実際に、糖尿病の患者さんは、心疾患や脳疾患、がん、アルツハイマー病などの罹患率が高いことがわかっています。

小さな生活習慣の乱れが、いくつもの病気につながり、人生のＱＯＬを大きく下げてしまうわけです。そして、その生活習慣の乱れの最たるものが食事にあるのです。

08

食べ物を「食べやすく」しすぎない

「口に入れた瞬間にとろけちゃう感じです」

「うわー、ふわっふわっ」

最近のテレビレポーターは、すぐにこんなセリフを口にします。そうした表現が視聴者に喜ばれるからなのでしょう。

どうやら現代人の中には、「柔らかい＝美味《おい》しい」という構図ができあがっているようです。何事につけ便利なものが溢《あふ》れている時代にあって、もはや、食べ物を嚙《か》むことすら面倒くさいのかもしれません。

でも私は、この「楽をする」という発想自体が大間違いだと思っています。

たとえば、市販の野菜ジュースを飲むことを習慣にしている人も多いでしょう。おそらく、「健康のため」に飲んでいるのですよね。

健康のためを意識しているのであれば、野菜をたくさん食べたほうがいいことはわかっている。わかっているけれど面倒だから、「1日分の野菜が1本で摂《と》れる」などと宣伝されているジュースで済ませているのではないでしょうか。つまり、楽して健康になりたいのです。

しかし、そうそう上手《うま》くはいきません。

食品メーカーは、消費者の「楽して健康になりたい」というニーズはしっかり把握しているはずです。だから、そこに訴求した商品を次々と開発します。

なかでも、ヒットしたのが野菜ジュースです。より美容面も意識したスムージーも女性を中心に買われています。

では、これらは本当に健康にいいのでしょうか。

こうした商品に強調されている「1日分」とは、よく見るとビタミンCだったり、カロチンだったり、なにかの成分に限ってのことが多く、厚生労働省が推奨する野菜350グラム分の栄養素がすべて含まれているわけではありません。だから、期待しすぎると裏切られます。

それになにより、**体に悪い余計なものまで摂ってしまう**のが問題なのです。

市販の野菜ジュースやスムージーには、美味しく飲みやすくするために、たいてい果物や甘味などが添加されています。「楽したい」と望んでいる消費者は、美味しくないと買ってくれないからです。

しかし、そのために加えられた糖分は、大きく血糖値を上げます。

しかも、野菜ジュースやスムージーは、液体ですから噛む必要がありません。

そのまま胃を素通りして小腸に届き、それら糖分が一気に吸収されるため、血糖値が急激に上がります。

この、血糖値が急激に上がる状態を「血糖値スパイク」といいます。血糖値スパイクが起きると、インスリンが大量に出て今度は急激に血糖値が下がります。このジェットコースターのような血糖値の変動は、血管を痛めつけて動脈硬化を進行させ、糖尿病、腎臓病、心筋梗塞、脳卒中などの生活習慣病へと、あなたを近づけます。

また、血糖値が下がりすぎると、イライラ、不安、吐き気、めまいなどの不快症状も起きます。ある女性が「朝、オレンジジュースを飲むと胃がムカムカする」と訴えていましたが、空《す》きっ腹に飲んだジュースが血糖値スパイクを起こし、その反動で低血糖に陥っているからです（正常の人でも180mg／dℓくらいまで上がります）。

楽して健康を求めるジュースには、こうした落とし穴が待ち受けているのです。

市販のものでなく、自宅でつくっても同じです。甘味を添加した野菜ジュースやスムージーを飲んでいるという人はすぐにやめましょう。

本当に健康のために野菜を摂りたいのなら、楽をせずにちゃんと野菜のままよく噛んで食べてください。それによってファイトケミカルなどのいい成分もたくさん取り込めます。

噛むことは、健康にとってとても重要。普段から噛む力を鍛えることで、いつまでも好きなものを食べることができます。これは、最高の幸せですね。

また、噛んで食べ物を唾液《だえき》に含まれる酵素とよく混ぜることで、消化がスムーズになります。

唾液が多く出れば、口内環境が清潔に保たれます。歯周病など口内環境の悪化が、生活習慣病も重篤化させることが明らかになっています。

さらに、噛めば脳に「食べていますよ」というシグナルが送られます。それによって満腹中枢が刺激され、食べ過ぎを防いでくれます。

食べることに手抜きをすれば、それは即「老い」に直結します。

09

食品添加物のない自然なものを食べる

あなたを訪ねてきた友人が、手土産にどらやきの詰め合わせを持ってきてくれたとしましょう。その賞味期限が、2日後になっていたらどうでしょう。もしかしたら、「期限までに食べきれないよ。気が利かないな。もっと長持ちするものだとありがたいのに」と思うかもしれませんね。

しかし、こういう友人は大切にしたほうがいいでしょう。きっと、あなたの健康を考えてくれているはずですから。

お菓子に限らず惣菜《そうざい》でも調味料でも、賞味期限が長いのは、一見、消費者に対する親切のようにも感じます。しかし、それは生産者自身への親切なのです。

企業としては廃棄を減らして効率よく儲《もう》けたいから、長く流通するほうがいい。そのために、食べる側には不必要な保存料を加えているわけです。

一方で、私たち消費者側も「長持ちするほうが安心」と思い込んでいる節があり、その発想は転換しないといけません。

そもそも、**時間が経つと食べ物が腐るのは当たり前のこと。それが自然の姿です。**本来であれば腐るはずの時間が経過したのに、そうならない食べ物がどれほど不自然なのか、私たちは考えなくてはなりません。

保存料に限ったことではなく、今は、さまざまな食品添加物が使われた不自然な食べ物が流通しています。ただ、堂々とスーパーに並んでいると、その不自然になかなか気づけません。

たとえば、ハムやソーセージ、明太子《めんたいこ》など赤い色をきれいに出したいときに使われる「亜硝酸塩（亜硝酸ナトリウム）」という発色剤は、発がん作用があることが疑われています。にもかかわらず、相変わらず使用されています。

ときどき、発色剤不使用のハムやソーセージが売られていますが、色が茶色っぽいので一般的には敬遠されるようです。しかし、その茶色こそ本来のハムやソーセージの自然な色なのです。

また、「酸化防止剤（ビタミンC）」も要注意です。皮を剥《む》いたリンゴが茶色くなるように、食品は空気に触れると酸化して色が悪くなります。色の悪くなったものは売れないから、食品メーカーは酸化防止剤を添加したいわけです。しかも、なるべく「自然っぽい」雰囲気は出したい。

そこで、酸化防止作用のあるビタミンCを使うのですが、これは果物や野菜に含まれているような天然の成分ではありません。化学的に合成されたもので、しかも、大半が中国製です。

食品添加物は、食べ物を腐りにくくし、見た目もきれいにします。歯ごたえなどの食感を良くする添加物もあります。しかし、買うほうが安易にそれを歓迎していると、「消費者も喜んでいるんだから」とメーカーも使い続けることになります。

こうした状況は、変えていかねばなりません。「いやいや、消費者はちゃんと見ている。だから、おかしな添加物など使わないほうが売れるんだ」という社会にしていきましょう。

さもなければ、食品添加物によって健康を害する人が増えるばかりです。

実際に、**食品添加物を多く摂っている人に乳がんが高率に発生しているという報告**が、フランスの研究でなされています。近年、とくに先進国において乳がんや前立腺《ぜんりつせん》がんという性ホルモンが関与するがんが急増していますが、私は、食品添加物の摂取と関わりがあるのではないかと疑っています。

食品添加物の使用について、これまで日本は諸外国と比べて規制が緩かったのですが、食品衛生法が改正され（2018年6月公布）、2020年6月から一部が施行されています。今は過渡期であり、これからは徐々に良い方向に変わっていくでしょう。

これを機に、**成分表示をしっかり読み解く習慣**をつけましょう。もし、あなたがその習慣を身につけたら、今コンビニで売られている弁当類やスーパーの惣菜、ハムや練り物などの加工品は敬遠するようになるでしょう。

そうした習慣は、外食するときにも生きてきます。普段から添加物が入っていないものを食べていると、舌がそれを感知できるようになります。グルタミン酸ナトリウムたっぷりの中華料理、ネタに防腐剤を振りかけている寿司《すし》……など、食指が動かなくなるはずです。

ひとりひとりのそうした実践こそが、社会を変えていくのです。

10 塩は1日5グラムまでに

日本人は、明らかに塩分の過剰摂取に陥っています。

WHO（世界保健機関）が推奨する成人の**1日の塩分摂取量は5グラム未満**ですが、日本人の平均摂取量は男性約11グラム、女性約9グラムと大幅に上回っています。

これでも昔よりは減っており、50年ほど前には平均15グラムくらい摂っていました。あくまで平均ですから、25グラムとか30グラムとか摂っていた人もいたのです（今でも、そういう人はいるでしょう）。

世界中で行われているさまざまな研究から、塩分摂取が血圧を上げることは明らかで、1日の摂取量が6グラムを超えると高血圧になることがわかっています。

一方で、1日3グラム以下の人には高血圧は希《まれ》です。また、1日3グラム以下の摂取量に抑える生活を4週間以上続けると、高血圧の人であっても正常の人でも、血圧が3・6～5・6低下すると報告されています。

さらに、塩分摂取量を減らせば、高血圧自体はもちろん、高血圧が原因である血管系疾患を減らせます。

実際に、毎日12グラムの塩分を摂っていた人が9グラムに減らすことで、脳卒中が33％、心疾患が25％低下するという報告がなされています。

また、ビル＆メリンダ・ゲイツ財団（マイクロソフト創業者のビル・ゲイツ夫妻が設立した慈善団体）によって進められた研究では、世界中の人が命を落とす最大の原因は高血圧にあるという結果が出ています。

実は、日本人は食塩感受性が高く、そもそも少しの塩分でも高血圧になりやすい体質であることが指摘されています。それなのに、世界的に見ても摂り過ぎているというのは大問題。本気で塩分摂取量を減らす必要があります。

では、具体的にどうすればいいのでしょうか。

まず減らすべきは漬物類です。おしなべて東北地方や信越地方では塩分摂取量が多い傾向にありますが、雪深い冬に漬物として野菜を保存し、それを普段から多食する食文化が影響しているのかもしれません。

ちなみに、厚生労働省が発表している平成18〜22年までの調査結果によれば、最も塩分摂取量が多かったのは、男女ともに山梨県でした（男性平均13・3グラム、女性平均11・2グラム）。郷土料理の「ほうとう」に使われる味噌《みそ》が関係しているかもしれませんが、定かではありません。

それでも、自分でつくった漬物や料理なら、どのくらいの塩分量なのかはわかっています。

問題は、調理過程が見えないものです。たとえば、コンビニ弁当やスーパーの惣菜には、保存性を高める目的もあって、かなりの塩分が入っています。

意外なところでは、**パンや甘いお菓子にも結構な量の塩が使われています。**

こうしたこともあり、実際には自分がその日、どれだけ塩分を摂っているか測ることは困難です。外食はほとんどしない人であっても、練り物や加工肉、缶詰、調味料類にどれだけ塩分が含まれているかまでは把握できません。

遠回りのようでいて、**最も確実で簡単な減塩の方法は、普段から薄味を心がける**ということに尽きます。

日常的に味の濃いものを食べていると舌がそれに慣れて、どうしても塩分摂取量が多くなります。逆に、薄味をスタンダードにしてしまえば、塩分が濃いものを口にしたときに違和感を覚えます。

私自身、少し血圧が高めになってからというもの薄味に徹しています。最初は物足りなかったのに、今ではしょっぱいものが嫌いになりました。

自分の舌が、最適な味を選択できるようになればしめたものです。そして、それをつくるのは普段からの習慣なのです。

11 プロテインを飲んではいけない

最近、「プロテイン」や「アミノ酸」といった、タンパク質を補給するためのさまざまな機能性食品が出回っています。テレビでも盛んに宣伝されていますし、関連商品はコンビニでも簡単に購入できます。

ちなみに、プロテインはタンパク質を横文字にしただけで、タンパク質は分解されるとアミノ酸に変わりますから、両者とも「タンパク質」という理解でOKです。

いずれにしても、そのようなものを口にするのは、健康に逆効果だということを、ここでは強調しておきたいと思います。タンパク質の過剰摂取は、気づかぬうちに腎臓の機能を悪化させるからです。詳しくは第6章で述べますが、腎臓はQOLが高い人生を送るために、非常に重要な臓器なのです。

私は早くから、「糖尿病や肥満には糖質制限食が有効である」と述べてきました。基本的に糖質制限食では、ご飯やパン、麺《めん》類といった炭水化物を減らす代わりに、肉や魚、野菜などのおかずを中心に食べてもらいます。だから、必然的にタンパク質の摂取量が増えます。しかし、自然の食品から摂っている分には、よほどのことがない限りタンパク質の過剰摂取は起きません。

問題は、粉末や液体の、つくり出された不自然なタンパク質です。

それらプロテインやアミノ酸を、スポーツクラブのインストラクターにすすめられて飲み始める人が多いようです。すでに腎臓が悪くなっているかもしれない高齢者にまですすめるケースも見受けられます。

もちろん、インストラクターにはまったく悪気はなく、「健康にいいから」とすすめているわけです。

そのときの理由として、**「激しい運動をすると、筋肉が分解してエネルギー源として使われるから、積極的にプロテインで補わないと筋肉が減ってしまう」という、間違った説明**がよくなされているようです。

また、美容のためにプロテインやアミノ酸がすすめられることもあります。「筋肉や内臓だけでなく、皮膚も毛髪もほとんどタンパク質でできているのだから、それをしっかり補わなければ健康も美容も維持できない」というわけです。

明確に述べておきますが、どちらも誤りです。

まず、本当に筋肉が減るのかについて誤解を解きましょう。

筋トレをしたり、体を絞り込むダイエットを行うとき、その燃料として体内に貯蔵されているグリコーゲンがブドウ糖に戻されて使われます。グリコーゲンはそれなりの量がありますから、なかなか燃料切れにはなりません。

いよいよそれを使い切ってしまうと、今度はようやく脂肪細胞に溜《た》め込まれた脂肪が燃え始めます。だから、肥満者が少し運動をしただけでいきなり脂肪を燃やしてやせることはできないのです。

もし、その脂肪まですっからかんになってしまったら、はじめて筋肉が利用されます。しかし、現代社会でそんなことは起きません。

狩猟や採集で生きてきた私たちの祖先は、絶えず飢えていたはずです。それでも動物を追えるほどの肉体を維持していたのですから、タンパク質を絶えず補給しないと筋肉が保てないということはないのです。

では、なぜタンパク質は積極的に補充しなくても大丈夫なのか。それは、私たちの体に「アミノ酸プール」という素晴らしいシステムが備わっているからです。

プールという名の通り、私たちは体内に一定量のアミノ酸を溜めています。しかも、そのアミノ酸は再利用できるのです。

アスリートが筋肉を鍛えるとき、強い筋トレを行って一度筋肉を壊しますね。その

● アミノ酸プール

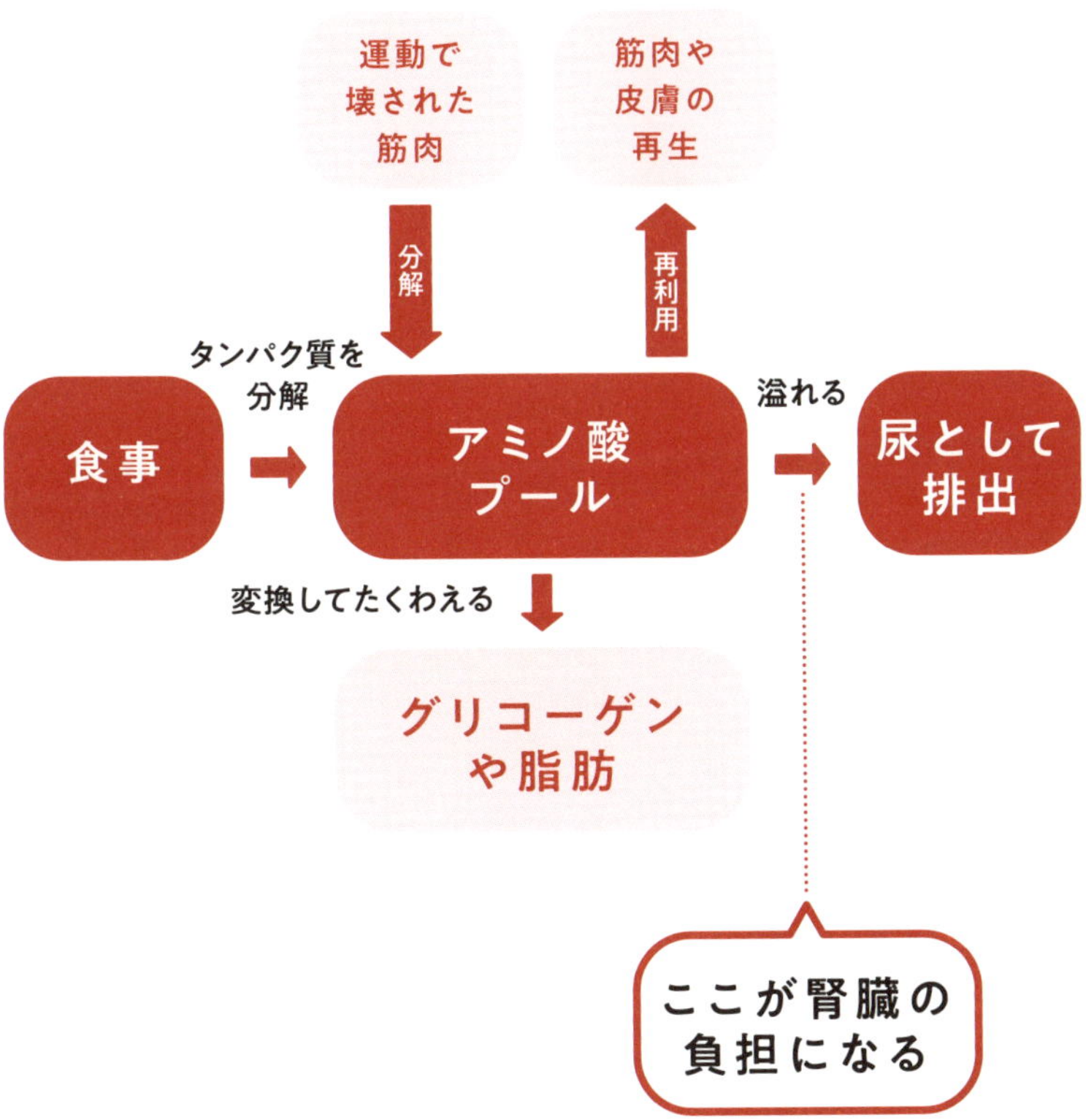
運動で
壊された
筋肉
分解
筋肉や
皮膚の
再生
再利用
タンパク質を
分解
食事
アミノ酸
プール
溢れる
尿として
排出
変換してたくわえる
グリコーゲン
や脂肪
ここが腎臓の
負担になる

修復過程で筋肉は太くなっていくことから、「筋トレをすれば筋肉が壊れてしまうので、プロテインで補充しなければタンパク質が足りなくなる」と思い込んでいる人が多いようです。しかし、**壊された筋肉のアミノ酸は、再利用されます。**

繰り返し確認しておきます。肉や魚、大豆など普通に口にしている食べ物からのタンパク質は、最終的にアミノ酸に分解されます。加えて、壊れた筋肉やコラーゲンなどから再利用されるアミノ酸もあります。それで充分なのです。

充分に足りているアミノ酸は、筋肉や皮膚などの細胞をつくり直すことに使われ、余った分はプールされます。ただし、アミノ酸プールは、一定量だけを溜めておくようにできており、それ以上に余ったアミノ酸は、腎臓で尿素窒素などに分解され尿として体外に出てきます。

ここで、プロテインやアミノ酸という高濃度のタンパク質を摂取すれば、いったい何が起きるでしょう。アミノ酸プールはどんどん溢れ、**分解作業を強いられる腎臓に過度な負担がかかりっぱなし**になるわけです。

あえて、体を壊すようなものを摂取するのはやめましょう。

12 お酒に弱い人は飲まない

日本人は欧米人に比べ、体質的にお酒に弱いことが指摘されています。「アセトアルデヒド脱水素酵素」というアルコールを分解するための酵素の活性の低い人が、日本人の半数近くを占めているのです。

細かく言うと、この酵素の活性がまったくない人が約5％。あるけれども低い人が約40％となっています。

私は残りの55％に属しており、欧米人同様、結構な酒飲みです。

ただ、私のようなタイプは、それなりに飲めてしまうために、アルコール依存症になりやすいとも言えます。実際に、欧米のほうが日本よりアルコール依存症の問題は深刻です。

一方で、アセトアルデヒド脱水素酵素がまったくない5％の人は、いわゆる「下戸」で最初から飲めませんので、アルコールの害は受けようがありません。こういう人に無理に飲ませるようなことは、命に関わるので断じてしてはなりません。

問題は、アルコール脱水素酵素の活性が低い人。つまりは「飲めるが弱い人」です。彼らは、すぐに顔が赤くなります。有害物質であるアセトアルデヒドが分解できずに残っているためで、この段階で体がSOSを発していると考えるべきでしょう。

ところが、彼らの多くは、無理して飲んでいるうちに、だんだん飲めるようになっていきます。でも、それはアセトアルデヒド脱水素酵素が増えてきたからではなく、慣れてしまっただけのことです。

すなわち、相変わらずアセトアルデヒド脱水素酵素が少ない体にたくさんのお酒を入れていることになり、健康上、かなりよろしくない習慣を身につけてしまったということです。

実際に、**お酒が弱い人が飲み過ぎると血圧が上がり脳卒中になりやすい**ことがわかっています。

また、食道がんや口腔《こうくう》がんにも罹りやすいのです。

お酒は、上手につきあえば健康に寄与します。なかでも、白ワインには肥満防止効果があるという報告もなされており、私自身、愛飲しています。

ただ、弱い人が飲み続けることは、害のほうが大きいと考えられますので、無理して飲むのはやめましょう。

● 酒類のアルコール10gの量

酒の種類（基準%）	酒の量	だいたいの目安
ビール・発泡酒 (5%)	250mL	中ビン・ ロング缶の半分
チュウハイ (7%)	180mL	コップ1杯または 350mL缶の半分
焼酎 (25%)	50mL	−
日本酒 (15%)	80mL	0.5合
ウィスキー・ジンなど (40%)	30mL	シングル1杯
ワイン (12%)	100mL	ワイングラス 1杯弱

5%のビールの中ビンまたはロング缶1本(500mL)に含まれている純アルコール量は、
アルコールの比重も考慮して、以下のように計算します。

500(mL) × 0.05 × 0.8 = 20(g)
酒の量(mL) × 度数または% / 100 × 比重 = 純アルコール量(g)

厚生労働省 e-ヘルスネット「飲酒量の単位」をもとに作成

2018年、信頼できる医学雑誌「ランセット」にアルコール摂取量と死亡率に関する研究論文が掲載されました。

それによると、40歳の場合、週のアルコール摂取量が100グラムまでなら死亡率は変わらず、200グラムを超えると上がっていき、寿命にして1〜2年縮まるそうです。

一方で、高齢者になるとアルコール摂取量と寿命の相関関係が低くなります。

これは、働き盛りの年代で飲み過ぎている人たちに、高血圧による脳卒中や消化器系のがん、あるいは事故死などが増え、寿命に影響しているということを示唆しています。

ちなみに、ここでいうアルコール量は、アルコールそのものを指しており、ワインやビールなどの分量ではありません。アルコール100グラムとは、ワイン1本くらいに相当すると考えてください。

だから、**「お酒は弱いけれど、夕食時には少し飲みたい」という人は、週にワイン1本で収めるのが理想**です。フルボトル1本でグラス7杯くらいですから、毎日グラス1杯のワインを楽しめる計算です。

13 毎朝体重計に乗る

肥満は、2型糖尿病や高血圧、心筋梗塞、脳卒中の重要因子であると同時に、腎臓を守る上でも大敵です。太ることで、すでに起きている慢性腎臓病を悪化させるだけでなく、新たに腎臓病を発症しやすくなることがわかっています。

今ではすっかり知られるようになった「メタボリックシンドローム（症候群）」は、高血圧、高血糖、高コレステロール、高中性脂肪、内臓肥満などが複数起きている状態ですが、これら5つの要素のうち3つあると、腎臓病を発症する割合が1・6倍に上がります。さらに、4つあると2・5倍、5つなら3・2倍と、リスクが跳ね上がっていくのです。

また、BMI（肥満度を判断する国際的指数）が高い人は、標準範囲内の人に比べ、透析を必要とするような末期腎不全になる確率が大きく上がります。具体的には、BMIが30～34・9だと3・6倍に、35～39・9で6倍に、40以上ともなると7倍にアップします。

また、肥満者はがんにも罹りやすくなります。

2016年の「ニューイングランド・ジャーナル・オブ・メディシン（NEJM）」に国際がん研究機関が発表した研究によると、太ることで大腸がんは1・3倍、膵臓《すいぞう》がんは1・5倍、胃がんと肝臓がんは1・8倍、食道がんは4・8倍、子宮がんに至っては7・1倍も発症確率が上がることがわかったそうです。

このようにがんが増えるのは、太ると脂肪組織の炎症を起こすからです。体の中で起きる炎症は、がんだけでなく、動脈硬化、心筋梗塞、脳梗塞、腎臓病の大きな原因でもあり、肥満は命を縮めることそのものなのです。

逆に、体重を減らせば健康体に近づきます。

専門的な研究で、**4・5キロの減量によって血圧が下がり高血圧症は予防できる**ということがわかっていますし、**2・25キロ減らすだけで心疾患を40％も減らす**という報告もなされています。

ところが、多くの人にとって減量は難しく、太るのは簡単なのです。

そのため、ほとんどの国で国民の肥満解消は喫緊の課題となっています。

とくに深刻な肥満大国アメリカでは、「バリアトリック手術」という胃を小さくする手術さえ当たり前のように行われています。胃を小さくしてしまえば食べる量が減り、体重が減るという、単純明快な理論です。

なんだか大事のようですが、腹腔鏡を用いてお腹を切り開くことなく行えます。日本でも、極端な肥満者には保険適用が認められ、徐々に受ける人が増えています。

バリアトリック手術による肥満治療は、単純に体重が落ちるだけでなく、高血糖や腎臓病に飛躍的な効果をもたらすことがわかっています。

アメリカで、この手術を受けた2144名の患者さんに対し、7年間の経過観察を行った結果が、2018年に報告されています。

それを見ると、慢性腎臓病のリスクが半減され、すでに悪化していた尿アルブミン値、血清クレアチニン値などの数値がかなり改善されたということです。

もっとも、あなたがこの手術を受けなくてはならないほどの肥満者である可能性は限りなく低いでしょう。私がここで述べたかったのは、ゆめゆめ肥満を軽んじてはならないということです。

私は**毎朝、体重計に乗り、その増減によって1日の食事内容を考えています。**医者として当たり前のことだと思っていますが、それは健康を考えるあなたにとっても当たり前のことなのです。

体重管理は、健康のための一丁目一番地だという認識を持ってください。

もっと
知りたい
最新医療
の話

高血圧

高血圧症はありふれた病気で、日本の高血圧人口は4300万人に上ります。周囲にたくさん高血圧の人がいるために、あまり深刻に取られることはありません。

しかし、高血圧を放置してはなりません。高血圧は、本書の重要テーマのひとつである慢性腎臓病の大きな原因となります。また、動脈硬化を進行させ、心疾患や脳疾患を引き起こすことも明らかです。

信頼度の高い医学論文で、高血圧を治療すると認知症の発症率が下がるという報告もなされています（「米国医師会雑誌」2020年）。

つまり、高血圧は、血管系疾患や腎臓病などで命を落とすか、あるいは寝たきりになったり透析になったりと**QOLを著しく落とす強力なリスク因子**なのです。

そうしたこともあって、日本高血圧学会は、5年ごとに見直される高血圧治療ガイドラインで細かな改訂や修正を行っています。

最も新しいもの（2019年4月発行）では、診察室測定で上（収縮期）の血圧が

140以上か、下（拡張期）の血圧が90以上であれば高血圧と判断されます。家庭で測定した場合、もっと低くて、上が135以上か、下が85以上であれば高血圧です。

そして、理想的な「正常血圧」は、診察室測定で上が120未満かつ下が80未満、家庭測定なら上が115未満、下が75未満とより厳しいものになっています。

実際に、家庭で測定するよりも診察室で測定すると高くなる人は多く、白衣高血圧と呼ばれます。逆に、家庭で測ったほうが高くなる人がときどきいて、こちらのほうが問題です。というのも、本当は治療を必要とする高血圧を、医師が見逃す危険性があるからです。

いずれにしても、**家庭での血圧測定と、その記録は健康維持には必須《ひっす》です**。朝起きてトイレに行ったら、食事を摂る前にリラックスして測りましょう。できれば、就寝前にも測ってください。

血圧はその日の体調で変化しますから、一喜一憂せずに数値を記録しましょう。

働き盛りの世代では、ガイドラインに定められた正常血圧に収まる人は少ないでしょう。だからこそ、自分の状態をしっかり把握しておく必要があるのです。

第4章

1日の
あいまにできる
体を動かす習慣

データに裏付けられた効果的な行動

健康のために何か新しいことを始めたり、逆に悪いことをやめようと思ったときには、その**「根拠」をしっかり確認することが大事**です。

紅茶キノコ、根コンブ、タマネギ皮スープ……これまで、書き出したらキリがないほどの「健康法」が次々と流行しました。これからも、いろいろ出てくるでしょう。

そうした流行に飛び付く人に理由を問うと、たいていは「良いと聞いたから」という答えが返ってきます。

「テレビで良いって言っていたから」

「友だちも良いって言っていたから」

いったいどういうエビデンスをもってして「良い」とされているのかには興味も示さず、自分も始めてしまうのです。

それでも、「やってもやらなくても結果は同じ（つまり効果はない）」というものなら、個人の自由にまかせておけばいいでしょう。問題なのは、「習慣づけるとかえって体を壊す」というものもあることです。

健康法は、おしゃれとは違います。服や靴なら「流行《はや》っているけどおかしい」と気づいたら脱げばいいだけ。でも、体に残った影響はすぐには消えません。あなたが習慣にすべきは、裏付けのあることだけです。

たとえば、運動は間違いなくそのひとつです。

藤田医科大学臨床腫瘍《しゅよう》科の河田《かわだ》健司《けんじ》教授によれば、**運動はがんを予防するだけでなく、がん治療後の予後に関しても良い影響がある**ことがわかったそうです。

また、東北大学大学院医学系研究科の上月正博《こうづきまさひろ》教授は、腎臓《じんぞう》病患者への運動療法を提言しています。これまで、「腎臓病は安静が第一だから運動はダメ」というのが定説でした。しかし、そうした古い常識は覆され、**腎臓病患者も運動習慣を持つことで治療効果がアップ**することがわかったのです。

あなたが本気で健康を維持したいと考えているなら、最新のデータを大事にしましょう。「タバコを吸っているからといって肺がんに罹《かか》ると決まったわけじゃなし」とか、「睡眠時間を削って働くくらいの元気が必要だ」とか、エビデンス無視の行動とはさよならしましょう。

14 たった3分間運動する

これまで運動習慣がなかった人が、「今度こそ体を鍛えるぞ」と決心したとき、その多くがスポーツクラブに入会します。

若々しく明るいスタッフ。

買い揃えたばかりのかっこいいウェア。

ヨガやピラティスなど多彩なクラスレッスン。

最初は、何もかもが目新しくウキウキして、ずっと続けられそうな気がします。でも、楽しく通えるのは、せいぜい最初の3か月。だんだん面倒になってきて、会費がムダになります。

もともと運動が好きなタイプではないから運動習慣もなかったわけで、そういう人がスポーツクラブに通い続けるなど、そもそも無理なのです。

このように、運動を「スポーツクラブに行ってやること」にしてしまうと、「スポーツクラブに行く時間がないから運動できない」という、おかしな言い訳が成立してしまいます。

運動は、「いつでもどこでもできる身近なもの」としておくことが大切で、運動習慣がなかった人こそ、スポーツクラブになど頼らないほうがいいのです。

実際に、いつでもどこでもできる簡単な運動で、充分な効果が得られることがわかっています。かつては、有酸素運動はある程度（20分以上）継続しないと意味がないと言われてきました。しかし、この古い常識も覆されています。

105ページのグラフを見てください。これは、3分間の運動を30分ごとに行ったときの血糖値の変化を示したものです。

座りっぱなしでいる群、30分ごとに3分間のウォーキングをする群、30分ごとに3分間のスクワットをする群に分けて比較すると、明らかに運動をしたことで血糖値の上昇が抑えられることがわかるでしょう。

血糖値が高くなれば、糖尿病や肥満、血管系疾患に罹る確率が上がります。それが、3分間の運動をこまめに行えば防げるのです。

グラフが示す通り、**「ちょこちょこ体を動かす」ということが健康を維持する上で重要**な習慣と言えます。

パソコン仕事に集中していても、30分に1回は立ち上がり、オフィスの階段を上り下りしたり、その場でスクワットしてみるといいでしょう。

外出先なら、「ちょこちょこ運動」のチャンスはさらに増えます。

ひとつは歩くこと。つい、タクシーに手を上げてしまう癖をなくしましょう。駅から離れた場所に行かねばならない仕事が入ったときなど、ラッキーだと喜んでください。帰宅時に、一駅手前で降りて歩くというのもいいでしょう。

もうひとつ、階段の活用もおすすめです。エスカレーターが修理点検で止まっているときに「ついていない」と思う発想を転換しましょう。階段を上り下りできるほうが、健康のためには得なのです。

階段や坂のように高低差のあるところに足を運ぶ動作は、たしかに疲れるし面倒です。でも、筋力アップには最適です。

イタリアのサルディーニャ地方は起伏に富んだ土地ですが、足腰がしっかりした男性長寿者が多いので有名です。すっかり短命県になってしまった沖縄も、山の多い中北部の人々は長寿傾向にあります。

さすがに高層ビルでは無理だとしても、自社、取引先、駅、歩道橋……と、上り下りによさそうな階段をめざとく見つけましょう。

それに、年齢を重ねると、「いかに足が上がるか」が非常に重要になってきます。

● 運動による血糖値の変化

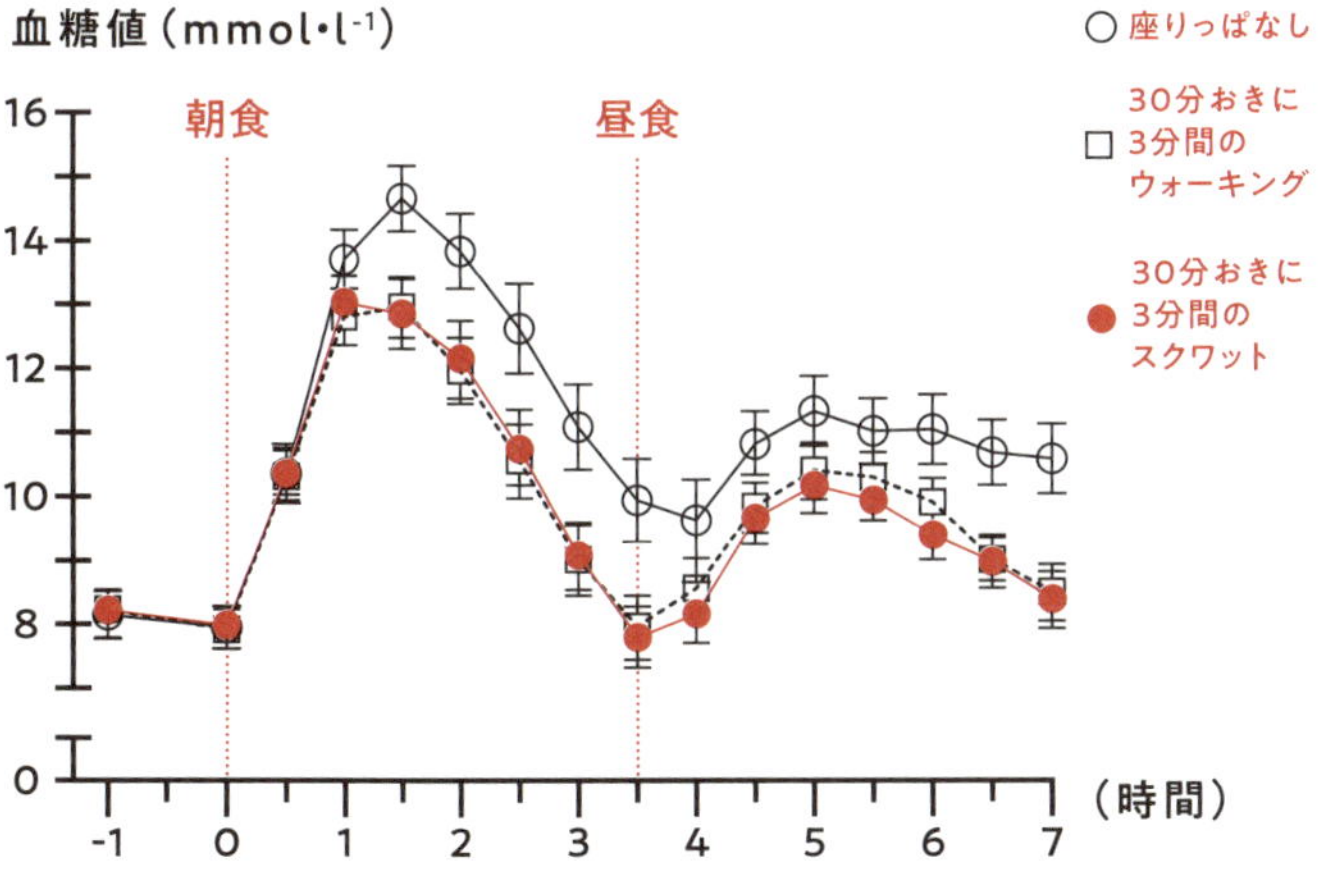

Diabetes Care, 2016;39:964-972 をもとに作成

高齢者が転んで骨折し、そのまま寝たきりになるケースが多いですね。彼らが、気をつけているのに転んでしまうのは、自分が思っているよりもつま先が高く上がっていないために、どうということもないところでつまずいてしまうからです。

あなたも若い頃は、階段など数段飛ばしで上がったりしたはずです。でも、今はそんなことはできなくなっているとしたら、すでに衰えているわけで、そのまま放置したら、足はさらに上がらなくなります。

現状維持ができたら、それだけで価値があります。「これ以上、衰えさせない」を合い言葉に、ちょこちょこ動いてください。

15 食後の12秒スクワット

私たちが食事を摂《と》ると、血糖値が上昇します。その上昇度合いが高ければ高いほど、肥満につながるし、糖尿病に罹る（あるいは悪化させる）リスクが増します。かつ、肥満者や糖尿病の患者さんは、がんや心筋梗塞《こうそく》、脳卒中、アルツハイマー病などの発症率が高くなることもわかっています。

だから、食後に少しでも血糖値の上昇を抑えられる方法があるとしたら、それは是非とも習慣にすべきです。

では、そんな方法はあるのでしょうか。あります。**食後すぐに運動すれば、血糖値の上昇は抑えられます。**

ここで言う「食後すぐ」は、食べ終わったらすぐ。糖質を食べ始めて15分くらいすると血糖値は上がり始めますから、あまりぐずぐずしないほうがいいのです。会社のランチタイムに外食したら、いつまでもお店でのんびりしていないで、残りの時間はウォーキングでもしましょう。

かつて、「食後は動かずにゆっくりしているのが健康のためだ」と言われた時期もありましたが、これももはや過去の常識です。

力士は体を太らせるために、たくさん食べて食後はゴロゴロしています。これと同じことを一般人がやったら、健康にいいはずがないのです。

食後の運動として、20～30分ちょっと早足で歩くというのもいいですが、なかでもおすすめなのがスクワットです。スクワットは、シンプルな運動ながら大腿四頭筋《だいたいしとうきん》という大きな筋肉を鍛えることができ、全身の筋肉維持にもつながるのでとても効果的です。

また、筋肉を鍛えることで、「アイリシン」という骨格筋由来のホルモンの分泌が促され、アルツハイマー病の予防に寄与することもわかっています。

スポーツウェアに着替える必要もなく、畳半畳分のスペースがあればできますから、**スクワットを食後の習慣に**してください。

私の患者さんは、それぞれ食後の運動を実践していて、血糖値も測定し、その効果を診察日に報告してくれます。

ある男性は、「12秒スクワット」で食後血糖値の上昇を徹底的に抑えることに成功しているそうです。20分ウォーキングするよりも血糖値が下がるそうです。1回のスクワットをゆっくり12秒かけて行うというもので、私も試しにやってみましたが太ももにかなりの負荷がかかります。その分、血糖値の抑制効果も抜群です。

この12秒スクワットを10回行うと約120秒。途中で少し休みを入れながらでも3分で終わります。忙しい人でも、できないはずはありません。

もちろん、女性や高齢者が無理をする必要はありません。12秒スクワットが難しければ、負荷の軽い7秒スクワットにしたり、ウォーキングでもいいのです。あくまで基準は自分に置いてください。

要は「負荷がかかっているか」が問題なので、**「ちょっときつい」くらいで効果はあります。**

「頑張りすぎて1回で懲りた」というのでは意味がありません。「ちょっときついけれど続けて習慣にできる」というラインを見つけてください。

16 寝る前の10分間ストレッチ

肩幅が広いとか、足が大きいといった骨格的な問題は、どうにも変えようがありません。不満があっても、自分の個性として受け止めるしかありません。

では「体が硬い」というのはどうでしょう。

もちろん、骨や関節の形や付き方によって、可動域の広さには違いがありますから、もともと体の柔らかい人、硬い人というのはいます。しかし、動かさないでいるからどんどん可動域が狭くなるという要素も大きいのです。

そもそも、年齢とともに、どうしても体は硬くなります。社会人になれば、学生時代のようにスポーツに親しむ時間も減ります。だからこそ、そういう状態を放置しておくと、体はガチガチに固まるばかりです。

私の患者さんで「この人、実年齢より若いなあ」と感じる人に、そのコツを聞いてみると「ストレッチを日課にしている」という答えが結構な頻度で返ってきます。

ある男性は、「体の柔軟性がなくなると、転んだり事故に遭ったりというリスクも高くなるでしょう。そんなことになったら自分も周囲も困るからね」と、ストレッチを欠かさない理由を教えてくれました。

つまり、いくつになっても自分のことはしっかり管理しようという責任感と前向きな発想がある。こういう人は若いのですね。

実際に、この男性は体が柔軟で可動域も広いから、診察室での立ち振る舞いからして違います。椅子を引き寄せたり、立ち上がったりという動作ひとつひとつがとても軽やかなのです。

一方で、体が硬くなっている人は、いちいち「よっこらしょ」が必要になります。そして、「動くのが億劫《おっくう》だから動かなくなる→動かないから可動域が狭くなる→可動域が狭いから動くのが億劫になる」という悪循環に陥ってしまいます。

そうならないために、私も毎日のストレッチを習慣にしています。

ストレッチは、体が温まっているときに行うと効果的なので、お風呂《ふろ》上がりがおすすめです。

いきなり強い力を加えたり、反動を使ってはいけません。じっくりゆっくり30秒くらいかけて、気持ちの良い範囲で伸ばしていきます。

股関節《こかんせつ》、肩、脇腹など一通り行っても10分くらい。毎日続けていると、確実に可動域が広くなっていることを実感できます。

股関節の可動域が広くなれば、一歩一歩の歩幅も長くなりスタスタ歩けます。足も高く上がるからつまずくことによるケガが減ります。

肩や上半身の可動域が広がれば、動きはしなやかに、姿勢がスッキリと若々しく見えます。

頑固な肩こりや腰痛にも効果的です。

ストレッチは、特別な道具も場も必要としません。寝る前10分の習慣にしてはどうでしょう。

17 歌って喉を鍛える

新型コロナウイルスの流行で、改めて肺炎の恐ろしさが浮き彫りになりました。今の日本人の死因の3位は、脳卒中を抜いて肺炎が入っています。肺炎で死亡するのは高齢者がほとんどで、その70％以上は「誤嚥性肺炎《ごえんせいはいえん》」です。

「誤嚥」とは、書いて字のごとく嚥下《えんげ》（飲み下し）を誤ること。本来であれば咀嚼《そしゃく》した食べ物は食道から胃へと送られなければならないのが、一部が気管に入ってしまうのです。そして、そこに付着した細菌が肺に到達して炎症を起こします。

誤嚥は、年齢に関係なく慌てて食べたときなどにも起こります。慌てていると、食べ物と一緒に空気を吸い込んでしまい、結果として食べ物の一部が気管に送られてしまいます。それでも、若くて体力があれば、ゲホゲホとむせかえるくらいで肺炎にはなりません。

一方で、年をとってくると、飲み込むための筋力が衰え、上手《うま》く飲み込めずに気管に入りやすくなります。

また、肺活量が落ちてくるので、食べ物を飲み込んだ直後につい息を吸ってしまい、結果として気管に送りやすい状態になるのです。

あなたは、まだ高齢者ではないかもしれません。でも、ならばなおさら、今から誤嚥性肺炎を防ぐ習慣を身につけましょう。

まずは、**食べ物を飲み込んだ後は意識的に息を吐くように**しましょう。意識しないとつい吸ってしまいます。ごくんと飲み込んだらふうと息を吐く。これを癖にしてください。

「ごくんと飲み込んだらふうと吐く」を心がけていると、自《おの》ずと食事の仕方が丁寧になり、早食いも予防できます。早食いは血糖値を上げ肥満や糖尿病の原因ともなります。誤嚥性肺炎を防ぐ食べ方は、いろいろな相乗効果が期待できるのです。

喉《のど》の筋肉を鍛えることも重要です。そのためには声を出すこと。**普段から明瞭《めいりょう》で大きな声を出すように**心がけましょう。

歌を歌うのもおすすめです。

私は、以前三枝成彰《さえぐさしげあき》氏が団長を務める「六本木男声合唱団」に所属して、仲間と一緒に歌っていました。

コロナ禍では、大きな声もカラオケも感染の危険性が高いと指摘されていますが、落ち着いたら大いに歌ってください。

喉だけでなく、全身を鍛えることも必要です。飲み込む力は体力と相関することがわかっているからです。

寝る前の10分間ストレッチなど、普段から体を動かし、全身の筋肉が衰えることがないようにしましょう。

18 今度こそ禁煙できる補助剤

健康でいたいならタバコはやめるべきだと、みんなわかっているはずです。わかっているのに、あらためて項目を設けなければならないのは、禁煙できずにいる人が相変わらず多いからです。

もし、あなたが喫煙者でないなら、この項目は飛ばして結構です。ただし、「最近になって禁煙した」という場合、話は違ってきます。実は、タバコの害は禁煙してもなかなか消えないのです。

体に悪いとわかっていてもタバコを吸い続ける人の言い分は、「ヘビースモーカーでも肺がんにならない人はたくさんいる。長生きしている人だっているじゃないか」というものです。

タバコが肺がんリスクを高めるのは間違いないことですが、たしかに喫煙者全員が肺がんになるわけではありません。しかしながら、他のがんのリスクも高くなり、科学的にそれが証明されているだけでも、食道がん、口腔《こうくう》がん、咽頭《いんとう》がん、喉頭《こうとう》がん、肝臓がん、胃がん、膵臓《すいぞう》がん、子宮頸《けい》がん、膀胱《ぼうこう》がんが挙げられます。また、あるがんから別の新たながんが発生する「二次がん」に罹患《りかん》しやすくなることもわかっています。

加えて、タバコは動脈硬化を進行させ血管をボロボロにします。血管が悪くなれば、心疾患や脳疾患のリスクが高まるということは、あなたもすでに理解しているでしょう。

私がとくに危惧《きぐ》しているのは、腎臓への影響です。これまで腎臓は、心臓などに比べて注目されてきませんでしたが、健康長寿に重要な役割をしています（詳しくは第6章）。我が国の腎臓病患者数は2100万人で糖尿病患者数の2倍以上です。自分の腎臓病（慢性腎臓病）に気づいていない人も多く、それが脳卒中や心筋梗塞の隠れた原因になっています。

さらに、腎臓の機能を反映している尿アルブミン値は、吸っているタバコの本数に比例して悪化していくという報告もあります。

スウェーデンの研究では、タバコを吸わない人に比べ、1日20本以上を40年以上も吸っていたような人は腎臓病のリスクが高く、しかも、それが過去のことであっても同様のリスクを長く抱えることが証明されています。

一方で、禁煙すると慢性腎臓病の進行を抑え、透析を必要とするような重症になるのを防ぐ効果も期待できることがわかってきました。

タバコの害は禁煙後も長く続きますが、それでも、吸い続けている人よりもやめた人のほうが腎臓病の悪化が抑制されるということです。

がんや腎臓病に限らず、どのような病気に関しても害はあっても利はないので、どう考えてもタバコはやめるべき。

とくに、糖尿病の患者さんは、すでに血管が悪くなっているために、タバコを吸うことは心疾患を悪化させる大きな原因となります。もちろん、合併症の腎症に関しても同様ですから、「今すぐに」やめるべきです。

ただ、タバコは嗜好品《しこうひん》というよりも薬物に近く、中毒になっているため本人の意志でやめることは大変に難しいのが現状です。数日間やめても、その間イライラするし、「1本だけ」と吸えばまたすぐに元に戻ってしまいます。まさに、中毒症状を来しているわけです。

ですから、喫煙者が本気でタバコをやめようと考えたら、自分の意志ではなく、**禁煙外来に行って「チャンピックス」という禁煙補助剤を処方してもらう**ことをすすめます。これを飲むと、タバコを吸いたくなくなります。

人間は意志の弱い愚かなもの。それを認めてしまうほうが、禁煙には近道です。

私は長年にわたって多くの患者さんを診てきました。その結果、自分を律することができる意志の持ち主は、全体の2割にも満たないと感じています。残りの8割、つまり、私も含め大半の人は「ダメダメ」なのです。

中毒になっているような案件については、**ダメな自分で頑張らずに、適切な助けを借りましょう。**

19 睡眠時間を削らない

睡眠が健康にとって重要なものだということは、あなたも充分に理解しているはずです。ただ、若者たちと比べ、働き盛り世代以降になってくると「よく眠っています」と明言できる人は少ないのです。

仕事が忙しくて睡眠時間を確保できないのか、あるいは時間はあるのに睡眠障害によってぐっすり眠ることができないのか。このどちらかの状況に、たいていの人が置かれています。

ここで、明確に区別しておきたいのが、**「眠らないのと眠れないのは違う」**ということです。

まず、充分な睡眠時間を確保しようとしてこなかった人は、この機会に意識の転換を図ってください。ゆめゆめ睡眠を軽く考えてはいけません。

私たちの細胞は睡眠中にさまざまな修復を行っており、睡眠時間が足りなければ修復も不完全に終わります。それを繰り返していけば、やがてがんの発症などにもつながることは、火を見るよりも明らかです。

「大事な仕事のためなら睡眠時間を削るしかない」という人がときどきいますが、なぜそこまで仕事を頑張るのでしょう。たくさん稼いでＱＯＬが高い満足できる人生を送るためですよね。

であるならば、まず健康が必要。ＱＯＬが高い人生に健康が不可欠なのは言うまでもありませんが、そもそも健康でなくては（あるいは寝不足では）、いい仕事などできないはずです。

一方で、寝付きが悪いとか、夜中に目が覚めてしまうといった「眠れない」悩みを抱えている人もいるでしょう。

こちらは、時間はきちんと確保しているのですから、それで合格としましょう。意識がまったくなくなるほど**熟睡できなくとも、横になっているだけで、疲労回復の効果**はあるそうです。だから、あまり神経質にならず呑気《のんき》に構えることをすすめます。

もし可能なら、昼寝をしてもいいでしょう。

会社勤めをしている人でデスクワークが主体なら、**昼休みに15分ほど机に突っ伏して目を閉じる**だけでも疲れが取れます。

定年後なら、もっと長い昼寝ができます。

私自身、午後の診察が始まる前に、欧米人のシエスタよろしく40分の昼寝をしています。夜の睡眠とは違った気持ちの良さがあって、1日のサイクルに組み込まれた楽しみのひとつになっています。

ちなみに、医学的には毎日7時間くらい眠るのが理想とされていますが、実際には個人差があります。

5〜6時間であっても疲れが取れているならそれで構いません。

一番まずいのは、ちゃんと睡眠時間を確保していてベッドに入っているのに「眠れない、眠れない」とイライラすること。

そんなときは、頭の中で楽しい旅行の予定でも考えてみたらどうでしょう。同じ大事な時間なら、できるだけいい形で消費しましょう。

20 早期に気づける自分チェック

がんや心筋梗塞、脳卒中という恐ろしい病気の兆候を早期に発見し予防するには、優れた医療機関で最新の検査を受けることが必須《ひっす》です。

でも、それは「専門家にまかせておけば自分は何もしなくていい」ということではありません。己の体に隅々まで関心を持ち、「今日はどうかな」とチェックする習慣は大事です。

体重計に乗ったり、血圧を測ったりするのはもちろん、便や尿もちゃんと見て、いつもと違う兆候があったら素早く察知しましょう。

また、朝の身支度や夜お風呂《ふろ》に入るときなど、**鏡の前を通ったらいつでも自分の顔を確認しましょう。**脳梗塞を起こした患者さんの中には、「鏡を見たら自分の顔が変だった」という人が結構いるのです。

脳の血管が詰まる脳梗塞と、血管が破れる脳出血を併せて脳卒中と表現しますが、戦後しばらく脳卒中は日本人の死因のトップでした。今でこそ順位は4位に下がったものの、発症率は減少傾向ですが依然高いままです。死亡率は下がったけれど発症率があまり変わらないということは、それだけ後遺症に苦しめられている人が存在するわけです。

とくに、現代の日本では脳梗塞が増えており、その予防はＱＯＬの高い人生のために喫緊の課題と言えます。

心筋梗塞は、発作後２時間以内に治療を受けられるかが生死を分けます。脳梗塞の場合は４時間半以内に治療薬の点滴で確実に血栓を溶かせば、後遺症なく治癒が期待できます。さらには、画期的な血管内治療（血栓回収療法、１３４ページ参照）によって、治療可能時間は８時間まで延長されています。

だからこそ、その有効時間をムダにしない習慣が必要なのです。

脳梗塞が起きるとかならず症状が現れます。一番多いのは体の半身に力が入らなくなるという症状（運動麻痺《まひ》）です。半身の手足に力が入らなくなったり動かなくなったら脳梗塞の疑いがあります。

次に多いのは言葉の症状です。ろれつが回らなくなる（構音障害）、言葉を理解できなくなったり言いたいことを言えなくなる（失語）の２種類があります。他には片目あるいは視野の半分が見えにくくなる。意識が低下する、体の半分が痺《しび》れるなどの症状があります。

これらは重大な合図です。**「手足がヘン！　口がヘン！　言葉がヘン！　目がヘン！」**と覚えておきましょう。

これらの症状は、「突然」起きて、すぐにおさまってしまうこともあります。とはいえ、おさまったからといって、そのままにしてはいけません。

一時的だとしても、いきなり目が見えにくくなったり、言葉が理解できなくなるのは異常事態。それを「治っちゃった。なんともなかった」と安心してしまうか、すぐに専門の病院に行くかで予後はまったく変わってきます。

大事なのはこれらの症状が起こったらできるだけ早く救急車を呼ぶことです。絶対に様子を見るなどということをしないでください。**脳梗塞を治す治療は発症してから4時間半以内**でなければ効果がないからです。

時間の制約があることをしっかりと覚えておいてください。すぐ救急車を呼ぶ行動があなたの命を救い、半身不随になる悲劇を避けることができるのです。

● 脳梗塞の症状

- □ 急に手足から力が抜ける
- □ 片足を引きずっていると言われる
- □ ものにつまずきやすい
- □ 言葉が出てこない、理解できない
- □ フラフラしてまっすぐに歩けない
- □ 片方の手足がしびれる
- □ 急にめまいがするようになった
- □ 片方の目にカーテンがかかったように、一時的にものが見えなくなる
- □ ものが二重に見える

症状がひとつでも現れたら、可能な限り早く救急車で病院へ

国立循環器病研究センターウェブサイト
「脳梗塞が起こったら」をもとに作成

21 明るく楽天的に暮らす

世界で長生きした人たちから学べる、一番の習慣はなんでしょう。おそらく、明るく楽天的に暮らすということです。

エビデンスがあることを習慣にしろと言っていながら、いきなり精神論をぶつのかと思わないでください。実際に、**QOLが高い素晴らしい人生をまっとうした人たちは、おしなべて、すべてを肯定的に受け止める傾向がある**のです。

人の「その人らしさ」は、ほとんど脳が決めています。医学が進歩して、いろいろな臓器を他人に移植することが可能になりました。でも、脳だけは不可能です。

仮に、あなたに私の腎臓を移植しても、あなたはあなたのままです。しかし、私の脳を移植したら、あなたは牧田善二になってしまいます。

だから、あなたが明るく楽天的に生きられるかどうかは脳次第。もちろん、脳そのものを変えることはできなくても、その思考傾向をいい方向に持っていくことはできるはずです。

今のところ、世界で一番長生きしたのは、フランス人のジャンヌ・カルマンさんという女性です。なんと、１２２歳まで生きました。

彼女について論じられた評伝『神様が忘れた娘』（木村佐代子訳・イースト・プレス刊）にこんな一節があります。

彼女は挫折してしまう女性ではなく、自分のエネルギーを前向きなことに費やしています。

普通、１００歳を超えたら周囲は年寄り扱いして、ケガをしないように静かにおとなしく過ごすことをすすめ、本人もそれに従うでしょう。

ところが、彼女はそうしなかった。１１０歳で病院に付属した老人ホームに入ってからも、自分で手すりにつかまりながら介護なしに歩き、屈伸運動までしていたそうです。しかも、エレベーターを使わずに階段を好んだといいます。このあたり、聖路《せいる》加《か》国際病院で名誉院長を務めた日野原重明《ひのはらしげあき》先生と共通しています。

カルマンさんは、音楽を聴きながら公園を散歩するのが大好きで、そのときにはお化粧をしておしゃれも楽しんでいたそうです。

彼女のお気に入りの言葉は「楽しいわ」。

お気に入りの食べ物はチョコレートと赤ワイン。とくに、ポートワインが好きなのだとか。出演したテレビ番組で欲しいものを問われると、ジョーク混じりに「1トンのチョコレート」と答える頭の柔らかさを持っていました。

そんなカルマンさんが挙げた長生きの秘訣《ひけつ》は**「何も恐れないこと」**と**「不平を言わないこと」**。まさに、とびぬけて前向きな脳の持ち主と言えます。

私の患者さんにも、とても素敵な高齢男性がいます。もう80歳近いのですが、今もデザイナーとして現役で活躍しています。ほかの60代、70代の患者さんと比べても、最も若いと感じます。

その若さの秘訣について問うと「楽観主義」という言葉が返ってきました。カルマンさんと同じですね。

とくに、男性の場合、年とともに気難しくなる傾向があります。もちろん、長く生きていれば、それだけつらい経験もしたはずです。ニコニコしてばかりもいられないでしょう。しかし、そこにフォーカスしていれば、人生は暗くなるばかり。大切な人生の時間を、わざわざ自分で暗くするのはやめましょう。

22 ひとりで行動する時間を持つ

100歳人生をQOL高くまっとうしようと思ったら、たいていの人にとって、パートナーはいたほうがいいでしょう。ただ、いればいいというものではなく、そのパートナーとどういう関係性を築いていられるかが重要です。

厚生労働省の調査「離婚件数の年次推移」によると、平成14年をピークに離婚件数は減少する傾向にあります。しかし、さらに詳しく同居期間別に見てみると、5年未満などではかなり減っているのに対し、唯一、20年以上一緒にいる夫婦のみ今も離婚が増えています。今日の日本で離婚する夫婦の5組に1組は、いわゆる熟年離婚なのだそうです。

私は毎日のように、患者さんたちのさまざまなグチを聞いています。とくに、60歳くらいになると、男女ともにグチっぽくなるようです。

男性のグチの内容は、もっぱら「自分の盛りが過ぎつつあること」です。仕事でも先が見え、精力も衰えてきて、生きる自信を失ってしまうんですね。結局のところ、男性は社会的な立ち位置のようなものをいつまでも気にするのでしょう。そうして生きてきた結果、自分の身の周りのことなど何もできないという人が多いのです。

一方、**女性のグチは「夫が鬱陶《うっとう》しい」というのが大半**です。

定年を迎えて毎日、家にいて、3食のご飯をつくってもらうのが当たり前だと思っている。妻が出かけようものなら「いつ帰ってくるんだ」とうるさく問いただす。鬱陶しいから、自分も趣味でもつくってどこかへ行ってほしいというわけです。

男性の社会性が、ほとんど仕事に起因しているのに対し、女性の場合、広くさまざまな世界に開かれているのです。

私は、そうした女性たちの本音を知っていますから、自分自身、妻に頼りすぎないようにしています。

また、男性の患者さんにはこうアドバイスしています。

「自分のことは自分でやりましょう。そして、仕事をやめてもどんどん出かけて、自分が幸せになれる趣味を見つけてください」

この「幸せになれる」というのが本当に大事で、人は幸せでなければ暗くなる。暗い人間にずっとそばにいられたら家族だってたまりません。

ある男性は65歳で会社を辞め、それを機に自分ひとりで長野県信濃《しなの》町の古民家を借りました。奥様は都内の家にそのまま暮らしています。彼は古民家の庭で、自分で食べる分の野菜を無農薬で栽培し、まさに晴耕雨読の日々を過ごしています。

少年野球の審判を務めるなど、地域社会にも馴染《なじ》んでいるようです。都内の自宅はキープしてありますから、2か月に一度くらいは戻り、そのたびに私のクリニックを受診してくれます。

彼以外にも、農地を借りて無農薬野菜の栽培を始めたという患者さんが結構います。もぎたての野菜はとても美味《おい》しいし、無農薬だから健康にもいい。しかも、体を動かすので足腰も鍛えられる。人生の後半に始めるにはとてもいい趣味だと思います。

犬を飼うことをすすめる患者さんもいます。犬は心からの親友になってくれる代わりに世話が必要。自分が可愛がっている犬なら、その世話を家族に押しつけたりせずに自分でやる気になるでしょう。それが、自分のことは自分でやる一歩になるはずだというのです。

なにしろ、私たちは100歳まで生きるのです。たとえ、自分たち夫婦が揉《も》める原因の8割は相手にあるとしても（そんなことはないはずですが）、「8割をつくっている相手が悪い」と結論づけてみたところで、まったく建設的ではありません。大事なのは「正しいか」でも「勝ったか」でもなく、「楽しいか」です。

これは夫婦関係に限りません。親戚《しんせき》や友人、近隣の人たちとのつきあいにも言えることです。

大事なことは、人生を楽しむこと。その材料は自分で探しましょう。

私がかつて合唱団に属していたことは前述しましたね。**歌を歌うことは楽しいだけでなく認知症予防にも役立ちます。**

会社を経営していた私の患者さんは、最近、陶芸を始めました。陶芸に没頭している時間はとても幸せだと言っています。どんどん腕も上がっているものの、奥が深くて極めようとしたらいくらでもやることがあるようです。

絵画、囲碁、将棋、カルチャーセンターで学ぶ……なんでもいいですから、心から楽しめることを見つけてください。年をとってから、好きなもの、打ち込めるものがあると幸せに生きることができます。

そのときに、**無理にパートナーを巻き込もうとしないこと。**結果的にふたりで楽しめたら最高ですが、まずはひとりで始めましょう。

もっと
知りたい
最新医療
の話

脳卒中

今でこそ4位と下がりましたが、脳卒中は戦後長い間、日本人の死因の1位でした。脳卒中は、脳の血管が破れる脳出血と血管が詰まる脳梗塞の2つに分かれ、かつて、日本人の命を奪ったのはもっぱら脳出血でした。

その最大の原因は高血圧で、塩分摂取量の多い地域に、脳出血死が高い確率で発生しました。とくに1960年代までは、世界で類を見ないほど脳出血による死亡率が高かったのですが、その後、激減しました。高血圧の治療が進んできたからです。

とはいえ、相変わらず脳卒中自体の発症率は高いまま推移しています。最近は脳梗塞が増え、その患者数は心筋梗塞の2倍です。そして、脳梗塞は寝たきりになる原因の1位です。つまり、命が助かったものの後遺症に苦しむ人が増えているということです。

過去において脳卒中は、「防ぎようもなく突然襲われる病」でした。しかし、今はまったく状況が違っています。**脳のMRI検査を受けることで確実に予防ができるの**

です。

脳卒中の76％を占める脳梗塞は、血栓が脳の血管に詰まることで起きる病気です。脳のＭＲＩ検査をすると、小さな脳梗塞を起こした形跡が見つかることがあります。こういう人は、ときどき血栓ができていて小さな血管が詰まっていたのですが、大きな血管で起きていなかったために大事に至らなかったということです。

この段階で、血液をサラサラにする薬を飲むことで脳梗塞の発作は予防できます。バイアスピリンと呼ばれる薬で、痛み止めとして子どもが服用するときくらいのごく少量で大きな効果を得ることができます。飛行機に乗る前にエコノミークラス症候群を予防するために飲む人もいるほど身近な薬で、副作用の心配もほとんどありません。

もし、脳梗塞の症状が起こったら、すぐに救急車を呼んで脳神経外科を受診してください。たとえ、舌のもつれなど症状は大きくなくとも、そこで躊躇《ちゅうちょ》してはいけません。**4時間半以内に血栓を溶かす薬を投与することで完全に治すことができます。**

もっと時間が経っても、足の血管からカテーテルを入れて脳の血管に詰まった血栓を溶かしたり、絡めて回収するという画期的な治療法もできました（血栓回収療法、血管内治療）。今は8時間以内に血栓回収療法を行えば死なずに、まったく後遺症なく治せるようになりました。ただ、どこの病院でも行っているわけではないので、この治療をできるところへ搬送してくださいと伝えましょう。

私の患者さんにも、ろれつが回らなくなり救急車で運ばれた病院でこの治療を受け、まったく後遺症もなく治った人がいます。しかし、多くの患者さんはろれつが回らないくらいだと様子をみようと考え救急車を呼ばないことが多いのです。そうすると手遅れになり、助かっても半身麻痺で寝たきりになったりします。

だから、**決して躊躇せず救急車をすぐ呼ぶ**ことが重要なのです。

第5章

調子がよくないときの思考習慣

冷静にリスクとベネフィットを考える

新型コロナウイルスの流行に伴い、多くの病院の経営状態が悪化しました。ウイルス感染を心配して「通院控え」をする患者さんが増えたからです。

私はこうしたニュースに触れ、いかに人間が冷静さを失うと間違った判断をするかについて思い知りました。

「去年まで毎年しっかりがん検診を受けていたけれど、今年はパス」という人も多かったでしょう。その中で、今年も行けば早期で見つかったがんが、来年に進行した状態で発見される人が一定の割合で必ず出ます。

そして、早期発見できれば内視鏡下の簡単な切除で済んだはずが、大がかりな開腹手術を必要とすることになったりします。それでも、命が助かればいいほうで、転移して手遅れになるケースも充分に考えられます。

はたしてそれは、理性ある行動でしょうか。

たしかに、まだ治療法が確立されていない新型コロナウイルスを甘く見てはいけません。とくに高齢者は重症化して命を落とす危険性が高くなることがわかっています。それでも、日本の場合、50代では0・4%、60代でも1・7%の致死率です（2021年4月現在）。

一方で、がんはどうでしょう。最も予後が悪い膵臓《すいぞう》がんは、5年生存率は39・9%です。もしCT検査や被曝《ひばく》のないMRI検査を毎年行えばステージ0で早期発見でき、手の打ちようがあります。

リスクとベネフィットを考えたら、あなたがどうするべきかは明らかです。

がんに限らず、新型コロナウイルス感染を怖がるあまり、病院に行くのが遅れて心筋梗塞《こうそく》や脳卒中で命を落とした人もいるはずです。心筋梗塞は2時間以内、脳梗塞は4時間半以内に治療が開始できるかどうかが運命の分かれ目。「おかしい」と感じたときに、本人や周囲がいかに冷静な選択ができるかが重要になってきます。

しかしながら、**私たち人間の思考にはさまざまなバイアスがかかります。**そして、間違った判断をします。

だからこそ、普段から正しく知り、正しく行動する習慣をしっかり身につけておかないと、大きな後悔をすることになります。

「俺は大丈夫」「私は大丈夫」こそ、バイアスがかかっている証拠です。

「俺も間違うかもしれない」「私も間違うかもしれない」という慎重な態度こそ必要なのです。

23 風邪を引いたら無理に食べない

「風邪は万病の元」と言われます。たかが風邪と侮っていると、高齢者の場合、肺炎を起こして死に至ることがあります。

しかし、風邪そのものを治す特効薬は存在せず、熱、咳《せき》、鼻水、喉《のど》の痛みなど個々の症状を抑える薬に頼るしかありません。病院に行っても、対症療法としての薬を処方されるだけです。

風邪はたいてい1週間もあれば治りますが、それは薬が治したのではなく、多くは自分の免疫力によって治癒に向かったのです。

普段から免疫力が高い状態であれば、そもそも風邪のウイルスに感染しないか、感染しても軽症で済みます。一方で、免疫力が落ちていれば「たかが風邪」に思いのほか苦しめられるでしょう。これは、新型コロナウイルスも同じです。

では、風邪を引いたときに少しでも免疫力を上げるにはどうしたらいいのでしょうか。もちろん、普段からの習慣が一番大事ですが、「まずは栄養をつけよう」と考える人もいるでしょう。

しかし、ここで無理して食べてはいけません。かえって、それが免疫力を弱めてしまうからです。

私たちの体には完璧《かんぺき》な免疫システムが備わっており、風邪のウイルスが入りこんできたら免疫細胞が自動的に働きを開始し、排除に向かいます。

ところが、そのときに何か食べてしまうと、それを消化・吸収するために胃や腸が働き、膨大なエネルギーが使われてしまいます。

風邪を引いたときは、ウイルスを排除する免疫システムが存分に力を発揮できるように、あえて体が食欲を落としているのですから、そこで無理して食べずに体の声に従ったほうがいいのです。

そもそも、食事をしなくても私たちは生きていられます。たとえば、70キロの男性なら、水だけで1か月以上生きていけるようにできているのです。

だから、風邪を引いたら胃腸も含めゆっくり休め、免疫システムがフル回転できるようにしてあげましょう。

ちなみに、風邪を予防するにはどうしたらいいかについて、私たちは新型コロナウイルスの流行で充分に学びました。

手を洗い、うがいをするという基本は、やはりとても有効だということがわかりました。アルコールで消毒すればなおさら効果的で、そのときのアルコールは70％くらいの濃度のものが最適だということも知りました。

家の中にウイルスを持ち込まないことも重要ですから、家の玄関にアルコールを置いておき、帰ったらまず手指を消毒するのもいいでしょう。

こうした知識が広く行き渡ったおかげでしょうか。風邪やインフルエンザの患者数は激減しました。新型コロナウイルスには苦しめられましたが、そこで学んだことは今後もしっかりと習慣にしていきましょう。

24 薬を上手に頼る

世の中には、「薬は飲まないほうがいい」と思い込んでいる人がいます。どうも、「副作用が怖い」というのがその理由のようです。

たしかに、効く（つまり正作用がある）薬には、どうしても副作用はついてまわります。

しかしながら、そのほとんどはとても小さなものです。そして、その小さな副作用を案ずるよりも、はるかに大きいベネフィットが得られます。**いたずらに薬を嫌がるのは、まったく損な生き方**だと私は思います。

それどころか、薬の使用を避けていることで、病気が深刻な状態になってしまうことも多々あります。いい薬ができることを願いながら、結核などで命を落としていった昔の人が見たら、きっとため息をつくことでしょう。

患者さんが飲みたがらない薬の代表格に、降圧剤があります。「一度、飲み始めたら一生飲み続けなくてはならない」という古い偽情報に振り回されているのです。今は、手術の技術などに負けず劣らず、投薬治療もすごいスピードで進化していることを知らないのでしょう。

彼らは、「薬を飲みたくない」というところからスタートしているので、そのゴールに辿《たど》り着ける情報をいろいろ探します。「血圧は下げないほうが健康にいい」などと主張する雑誌の記事などに飛び付き盲信してしまうのです。

でも、ここは冷静な判断が必要です。**辿り着くべきゴールは「薬を飲まないこと」ではなく「健康を維持すること」**です。そのためには、優れた薬は利用したらいいではありませんか。

私の専門である糖尿病の場合、進行してインスリンが分泌されなくなった患者さんはインスリン注射が必要になります。注射というとやたら恐怖感を覚える人がいるようですが、今はとても簡単なものになっています。

ペンのような形をしたものをお腹に押しつけるだけで終了。飲み薬のように水も必要としないし、実に簡単です。痛みもほとんど感じません。

コレステロールを下げる薬も画期的に進歩しています。

ＬＤＬコレステロール値が高い人は、心筋梗塞に罹《かか》るリスクが跳ね上がるので、できれば下げたほうがいいというのは世界的に共通した認識です。

そこで、一時期、メバロチンという薬がもてはやされました。しかし、この薬の副作用によって横紋筋融解症という症状を引き起こし、腎《じん》不全で亡くなる人が出ました。あくまでレアケースではあるのですが、人々は慎重になりました。

一方で、アメリカの最新の研究では、クレストールという薬で**LDLコレステロール値を大幅に下げることで、心筋梗塞のリスクが大幅に下がる**こともわかっています。この薬は試してみる価値が充分にあるのではないかと私は思っています。

というのも、私自身の体で実験してみた結果が納得のいくものだったからです。

私のLDLコレステロール値は、110mg/dℓで正常範囲内です。ところが、冠動脈CT（167ページ参照）という検査をしてみると、冠動脈の1箇所に25％の狭窄《きょうさく》があることがわかりました。

この段階では、まだ心筋梗塞の発作は起こしません。しかし、狭窄があることは確かなので、予防的にクレストールを飲んでみてもいいと、循環器内科の名医がアドバイスをくれたのです。

そこで、実際に飲んでみたら、LDLコレステロール値は59mg/dℓまで下がりました。最近の研究でLDLコレステロール値を70以下に下げれば冠動脈の狭窄の進行を確実に予防し、将来血管を拡げるステントを入れたりバイパス手術をする必要はほとんどなくなるということがわかりました。だから私のようにLDLコレステロール値が正常な人にも薬が必要なのです。

ただし、この薬に将来的になんの副作用もないかといったら、それは私にも断言できません。この薬の副作用は先ほど述べた横紋筋融解症や肝臓障害です。しかしその副作用は血液検査をすれば確実にわかります。つまり**副作用が出たらやめるか別の薬に替えれば良い**だけです。

だから私は、「将来、心筋梗塞で命を落とす」または「心筋梗塞予防のためにステントを入れる」というリスクを避けるほうを選んだのです。

いろいろ新しい薬が出てくれば、それだけ選ぶほうの知識も必要になります。もちろん、処方する医師は絶えず勉強を続けなくてはなりません。一方で、患者さん側も高い意識を持たないと、新しい時代に取り残されてしまいます。

25 市販薬を盲信しない

薬について私が心配しているのは、むしろ「ありふれた市販薬」です。街中のドラッグストアに並んでいるような薬なら「マイルドだから大丈夫」とばかり、長く服用している人が多いのです。それは、明らかな認識不足です。

たとえば、ロキソニンやボルタレンといった解熱鎮痛薬。これらは、医療関係者の間で「エヌセイズ（NSAIDs＝Non Steroidal Anti-Inflammatory Drugs）」と呼ばれ、頻繁に処方されます。以前は処方箋《しょほうせん》が必要でしたが、今は市販品を誰でも買えます。

膝《ひざ》や腰の痛み、肩こりなどありがちな症状に効くので服用している人が多く、ドラッグストアでは目立つ場所に並んでいます。でも、**エヌセイズの飲み薬は腎臓を悪くします。**7日以上服用すると腎臓に影響が出るのですが、多くの人はもっと長く飲んでいます。

とはいえ、そうなってしまうのも仕方のないことかもしれません。整形外科の患者さんに対して、1か月分も処方したりする医師もいるからです。困ったことに、エヌセイズの害を知らない医療関係者も多く、「いい痛み止めがある」と、どんどん処方してしまうのです。そうした経験があれば、気楽に市販品を常用してしまうのも当然でしょう。

詳しくは第6章で述べますが、腎臓は沈黙の臓器で、たとえ害を受けていても声を上げません。関節の痛みなどは、さほど体に悪影響はないものでも、「痛い、痛い」と大声を出すから、薬を飲んでしまいます。そして、もっと重要な腎臓を悪くしてしまうのです。

ロキソニンやボルタレンなど、エヌセイズは1週間を超えて服用しないようにしてください。どうしても**解熱鎮痛剤が必要なら、子どもによく処方されるカロナール**がおすすめです。

あるいは、比較的新しいリリカかトラムセット配合錠は腎臓を悪くしませんので、長い服用が必要な場合、病院ではそうした薬を処方してもらうようにするといいでしょう。

なお、ロキソニンやボルタレンも、貼り薬や塗り薬として使う分には腎臓に害は出ません。

皮膚は、悪いものを体に入れないように立派なバリアを備えています。飲み薬は消化吸収のラインに乗ってしっかり取り込まれてしまいますが、**貼り薬や塗り薬なら大丈夫です。**

ちなみに、日本人は欧米人と比べて薬が効きやすい体質だということがわかっています。薬の種類によっては、アメリカ人の4分の1でちょうどいいというケースもあります。

だから、海外旅行先のドラッグストアで購入した薬を気軽に飲まないほうがいいでしょう。海外にしろ国内にしろ、「広く市販されているものは安心」という思い込みは捨ててください。

26 50歳からの女性の習慣

女性と男性では、体のつくりが違うのはもちろん、病気の「罹り方」にもそれぞれ特徴があります。かつ、女性は年代によっての変化も大きくなります。

たとえば、がん全体について見ると、女性より男性のほうが罹患《りかん》率は高いですが、20～30代という若い世代では女性が多くなります。乳がんや子宮頸《けい》がんの発症年齢がほかのがんに比べて低い傾向にあるからでしょう。

もちろん、これらのがんは年をとっても罹ります。乳がんは今、年代関係なく患者数が急増し、女性の部位別がん発症率はナンバーワンです。ただし、死亡率となると5位に下がるのは、それだけ「助かりやすい」がんとも言えます。

だからこそ、そういうがんで命を落とすのはもったいない。**乳がん検診は、他のがん検診同様、いくつになっても必ず受けましょう。**

でも、乳房を強く挟んで撮影するマンモグラフィーは痛いし、被曝します。超音波（エコー）検査は、画像の読み取りが難しく、検査を行う医療者の能力に大きな差が出ます。そこで、**私がおすすめしているのが乳腺《にゅうせん》ＭＲＩ検査**です（１６８ページ参照）。ＭＲＩなので放射線による被曝はありません。

心筋梗塞など血管系疾患については、若い女性は罹りにくい傾向にあります。男性の場合、サッカーの松田《まつだ》直樹《なおき》選手のように、若くて鍛え上げられた人でも心筋梗塞を起こして亡くなるケースがありますが、若い女性ではめったに見られません。それは、女性ホルモンによって血管が守られているからです。

逆に言うと、女性は生理がなくなった頃から体質ががらっと変わって注意が必要になります。とくに、多くの女性は、閉経を迎える頃から、コレステロール値に大きな変化が現れます。

コレステロールにはＨＤＬ（善玉）とＬＤＬ（悪玉）があり、悪さをするのはもっぱらＬＤＬです。ＨＤＬは悪さをするＬＤＬを減らしてくれることがわかっており、結論として、ＨＤＬは高いほうがよく、ＬＤＬは低いほどいいということになります。確実に心筋梗塞を予防したいならＬＤＬは70㎎／dℓ以下に保つことが必要です。

若い頃はＨＤＬが多かった女性も、閉経すると圧倒的にＬＤＬ優位になるケースがあり、健康上の問題が出てきます。

すなわち、動脈硬化が進行し、心筋梗塞や脳梗塞が増えていきます。

ちなみに、コレステロール値が高いと、卵を減らすなど食事に気をつけるよう指導を受けることがあります。しかし、これはトンチンカン。コレステロールは、その8割が肝臓でつくられており、食べ物からのものはわずかです。体質的なものも大きいので、薬を使うことを考えたほうが効率的です。

146ページでもふれたように、今は画期的な薬もいろいろ出てきています。古い情報に縛られないで知的な判断をしましょう。

また、**運動がHDLを上げてくれる**こともわかっています。HDLが高くなるとLDLが抑えられるのは前述した通りです。運動嫌いの人も、ストレッチなどを習慣づけるといいでしょう。

もうひとつ、アルツハイマー病にも注意が必要です。とくに、50歳を超えた頃から増える「若年性アルツハイマー病」は女性に多く見られます。

この病気は罹ってから「治す」ことはできません。いかに早期に兆候を発見し食い止めるかが重要になってきます。生活習慣病が発症に関係していると考えられており、両親がアルツハイマー病でないから安心とは言えません。

女性は男性より早めに、**脳のMRI検査を受け、早期アルツハイマー病を見つけるVSRADで調べてもらう**ようにしましょう。

27 50歳からの男性の習慣

男性ホルモンのテストステロンの分泌が年齢を重ねると減っていくことは、以前よりわかっていました。50代では、テストステロンの血中濃度は20代の半分くらいに減少してしまうのです。

そして、そのことが原因で、**男性にも女性同様、更年期障害が起きる**ことも明らかになってきました。男性更年期障害は、新しく「ＬＯＨ症候群」と名付けられ注目を集めています。

そもそも、男性が男らしく活発に振る舞い、前向きに頑張れるのはテストステロンの働きがあってこそ。その源とも言える物質が減少してしまうのですから、元気がなくなり気持ちも沈んでいきます。具体的には、抑うつ状態、不安感、集中力低下といった精神心理障害に悩まされるようになります。

肉体的にはＥＤが現れます。このことが、さらに自信を失わせ、落ち込むという負のスパイラルに入っていきます。男性の更年期障害も、なかなかに深刻なのです。

かつては、「活力が低下したとしても、それは年齢のせいでどうにもならない」と片づけられていました。しかし、今は**不足している男性ホルモンを補うことで「若返る」ことが可能**になってきました。

その方法は、クリーム状の男性ホルモン薬を陰嚢《いんのう》の裏側に塗るというものです。テストステロンは睾丸《こうがん》でつくられるので、陰嚢に塗ることによって高い効果が得られるのです。

1～2週間ごとに注射で補うという方法もありますが、クリームなら誰でも簡単に用いることができるので、私はこちらをおすすめしています。

ちなみに、飲み薬はありません。ホルモンは口から摂取すれば胃で分解されてしまうために、飲み薬はつくれないのです。やはりホルモンの一種であるインスリンの飲み薬が存在しないのと理由は同じです。

私のクリニックでは、男性の患者さんに気持ちの落ち込みやＥＤなどがあるかを尋ね、「イエス」と答えた人については「遊離テストステロン」の血中濃度を調べます。そして、その数値が低ければＬＯＨ症候群を疑い、希望者にはこのクリームを処方します。血中濃度を測って毎日塗るか週2回にするかを決めます。

すると、最初は半信半疑だった患者さんが、「仕事のやる気が出た」「明るい気持ちになった」「EDが治った」と驚きの声を上げるようになります。

ただし、保険適用ではないので、3か月もつテストステロンクリームが約3万円ほどかかります。

こうした薬を用いるかどうかは、個人の人生観によるところが大きいでしょう。

私自身は、100歳まで生きる時代には、ホルモンを補充しQOLを高めていくという攻めの姿勢も必要だと思っています。もし、興味がある人は、泌尿器科やかかりつけの医者に相談してみるといいでしょう。

もうひとつ、50歳過ぎた男性に、**是非受けてほしいのが、前立腺がんを調べる「PSA」という腫瘍《しゅよう》マーカーの検査**です。

腫瘍マーカーは、総じてあまりあてにならないものが多いのですが、PSAは確実に早期がんを見つけてくれます。

今、前立腺がんが激増していますが、この検査を毎年受けていれば必ず早期のうちに見つかり、ほとんどの場合、手術ではなく放射線治療で完治にもっていけます。

28 上手に医者を使い分ける

日本にはたくさんの医療機関があり、医者は32万７２１０人います（２０１９年12月時点）。だから、あなたはそこから状況に応じて自由に選んでいいのです。もっと、医療機関を上手に使い分けましょう。

よく、「医者がちゃんと説明してくれない」とか「待ち時間が長いのに診療時間はほんのちょっと」といった、患者さんサイドの不満を耳にします。しかし、そういう病院に「行け」と誰も強要していません。選んでいるのは本人です。

もし「なにか不快な対応をされる」と感じるとしたら、その病院はその患者さんを歓迎していないということでしょう。病院も基本的に商売ですから、患者さんが来ること自体はウェルカムのはずです。そうでないとしたら、それなりの理由があります。そこを理解して、最良の医療を受ける工夫をしましょう。

まず、勘違いしてはいけないのは**「なんでも大きな病院に行けばいい」というものではない**ということです。

国の保健医療システムでは、病院の機能を分けて考えています。

街のクリニック、小規模病院、大学病院のような大病院といろいろありますが、大病院はクリニックや小規模病院では治療することが難しい患者さんを受け入れることを目的としています。言ってみれば**「命に関わる」患者さんを診るのが大病院の仕事**で、そのための機器や人材も揃えています。

「そういう機器や人材を使ってもらえるだろうから大病院に行くのがいい」と考えるかもしれませんが、たいした病気でない患者さんには使われることはありません。

また、そもそも、設備の揃った大病院で働いている医療スタッフは、昼夜関係なく命の危険にさらされた患者さんへの対応を迫られ非常に疲弊しています。

そこに、高血圧や糖尿病などの患者さんが来たらどうでしょう。

「もっと小さなところへ行ってほしいな」というのが、大病院側の正直な気持ちでしょう。ただ、そんなことは言いません。ちゃんと診察はしてくれるでしょう。してはくれますが、丁寧にとはいかないかもしれませんね。

それに対して、「医者がちゃんと説明してくれない」「待ち時間が長いのに診療時間はほんのちょっと」と不満を口にしているのが、多くの患者さんの現実です。

私は、患者さんは聞きたいことがいっぱいあって当たり前だと思っています。だからこそ、そのニーズに応《こた》えてくれる医療機関を選んだほうがいいのです。

たとえば、高血圧の患者さんは、こんな質問をよくします。

「高血圧の薬は、一度飲み始めたらやめられないと聞くが本当か」

「薬を飲んで下がりすぎたりしないのか」

「急に180くらいに血圧が上がってしまったらどうすればいいのか」

こうした疑問に丁寧に答えてこそ、お互いの信頼関係も生まれ、患者さんも納得して治療に取り組めます。それができないうちは、ちゃんと薬を飲む気にならないということもあるでしょう。

でも、大病院のスタッフは現実問題として時間がない。患者さんに丁寧に説明している時間は、取りたくても取れないのです。それに、命に関わるような患者さんに対応している医師は、案外ありふれた病気について詳しくないかもしれません。

一方で、**専門クリニックの医師は、その病気に関する知識が深く、同じような患者さんをたくさん診ている**ので、比較もできます。処方する薬のさじ加減も的確です。

それになにより質問に丁寧に答えてくれるでしょう。逆に、それができないところは避けたほうがいいでしょう。

もちろん、専門的な処置が必要になったときに、的確にいい病院を紹介してくれるということも、クリニックの重要な役割です。

私は患者さんに何か心配なことがあったら決して遠慮しないで診療時間にクリニックに電話するように伝えています。本人だけでなく、家族のことでも電話で相談するように話しています。

一番多い電話は「血圧が200になったがどうしたらいいか」という問い合わせです。「家族に病気が見つかった」「誰かいい先生はいないか」という電話もよくかかってきます。なぜなら医療のことで間違った判断をすると、とんでもないことになるからです。そして良い医者にかかれば正しい治療をしてもらえ、助かる可能性がぐんと高くなるからです。

クリニックでは、丁寧で専門的な治療と説明を受け、命に関わる病気と診断されたら最新の設備がある大病院に行く。それが、時間もお金もムダにせず、精神的ストレスも少ない病院の利用法です。

29 「病院ランキング」を鵜呑みにしない

週刊誌などで、「名医紹介」といった特集が組まれることが度々あります。

何度も特集が組まれるのは、よく売れるからでしょう。よく売れるのは、みんな名医にかかりたいと願っているからです。

まず、**大前提として述べておきたいのは、医者はみんな頑張っている**ということです。目の前にいる患者さんを、助けたいと思わない医者などいません。それは事実です。

一方で、その腕前には残念ながら大きな差があります。たしかに、名医は存在します。とくに、手術を行う外科医には明確に存在します。いわゆる「ゴッドハンド」はいるのです。

彼らの能力は神から与えられたものではありません。自分の努力で得たものです。少しのミスも許されない状況において、ミリ単位の細かい作業を長時間続け、突発的な問題が生じても冷静な判断ができる。そして、最終的に非常に難しい手術を成功させる。そこに至るには、類《たぐ》い希《まれ》なる「努力する力」が必要で、そんな名医は、せいぜい5%くらいでしょう。

実際に、ある手術の名手として知られる医師はこう言っています。

「私が海外出張などで不在のときに、安心して手術をまかせられるのは、60人いる医局に2人しかいません」

内科でも、カテーテルを使った難しい検査や手術が他者よりもはるかに上手《うま》い医師はいます。これまた名医です。

私は、そうした才能はないと自覚し、手術や特殊な検査技術は必要とされない糖尿病専門医の道を選びました。その分、日々の勉強と臨床経験を誰よりも重ねているつもりです。しかし、糖尿病は生き死にには直結しない病気なので名医はいません。

では、あなたが名医にかかるにはどうしたらいいのでしょう。あるいは、名医とまではいかなくとも、安心して治療を受けられる医師はどう探せばいいのでしょう。

アメリカでは、「U.S. News & World Report」という雑誌が毎年、病院ランキングを発表しており、医師も患者さんも注目しています。そこでは、治療成績、専門医からの推薦、患者さんの満足度、看護レベルなど9項目が点数化され、とても正確な評価がなされています。

また、アメリカは日本のような皆保険制度はありません。個人が加入している保険会社から医療費が補助されますが、保険会社としては早く治ってもらうほど保険金の支払いが少なくて済みますから、日頃からいろいろリサーチをして、加入者にいい病院を紹介するシステムができています。

つまり、アメリカでは、お金はかかるけれど、名医に辿り着く方法はあります。

一方で、日本はそのあたりが曖昧《あいまい》です。基本的に、**日本の雑誌社が出している「病院ランキング」「名医ランキング」はあてにならない**と考えたほうがいいでしょう。

その理由はいくつかあります。

まず「手術数」など実績について考えてみましょう。手術数が多いというのは、それだけ患者さんが集まる人気病院であり、経験を積んだ医師がいると思うでしょう。でも、もしかしたら、その手術は必要のない人にまで行われたかもしれないのです。

とくに、心臓のカテーテル手術は、「どこまでの人に行うか」が医師によって判断が分かれます。まだ必要のない段階の患者さんに、「早いうちに手を打っておきましょう」とどんどん手術をすすめている病院があるようなのです。

それによって、病院はもちろん儲《もう》かります。また、「手術数の多い病院」として有名になります。

次に、出版社の姿勢についても検証の必要があるでしょう。もちろん、自分たちの責任において信頼おける記事を書いている誠実な出版社もたくさんあります。一方で、とんでもない方法をとっているところもあるのです。

私のクリニックに、ときどきそういう出版社から電話がかかってきます。「名医を紹介する特集号に載りませんか?」というお誘いです。その人は私の診察を受けたこともないのですから、具体的にはなにもわかっていないはずです。それで記事が成り立ってしまうのでしょう。

それどころか、お金を取るところもあります。お金さえ払えば、その雑誌で名医として紹介してもらえるわけです。

私はそういうやり方にはまったく興味がないし、そもそも自分を名医と思っていませんから、そうした話は一切受けません。

こんな裏もあることを知って、おかしな情報に安易に飛び付かないようにしてください。もし、あなたの知り合いに医療関係者がいたら、その人にいろいろ聞いてみるといいでしょう。**医療関係者の間では、病院や医師の力量はわりと正確に把握されています。**

30 最後の堤防は検査の習慣

多くの人にとって医療機関は、なにか「自覚症状」があって行くところです。お腹が痛い、めまいがする、よく眠れない、咳が止まらない……症状はさまざまですが、その不快な状態から脱したくて病院を訪れます。ときには、「もしかしたら、なにか悪い病気なんじゃないか」という不安を抱えての人もいるでしょうが、いずれにしても自覚症状があってのことです。

しかし、本当に「なにか悪い病気」があったとしたら遅いのです。**自覚症状の「自覚」などまったくあてにならない**ので、なにもない段階から「悪いところは見つけてやる」という意識改革が必要です。

がんはもちろんのこと、心筋梗塞や脳卒中など血管系疾患、アルツハイマー病、骨《こっ》粗鬆症《そしょうしょう》……どんな病気も早く見つけるほど早く治療に入れるし、予後が格段に良くなります。

「そのために会社や市区町村の健康診断をしっかり受けていますよ」と言う人もいる

でしょうが、残念ながらそれではまったく足りません。

もちろん私は、一般的な健康診断を「受けるな」とは言いません。「それで安心しないでください」と伝えたいのです。

一般的な健康診断には、コレステロール値、血圧、体重、視力、肝機能など基本中の基本とも言える検査が入っています。それを知っておくことは悪いことではありません。

ただし、それらは二の次でいいことです。**最も重要なのは、命に直結するがんと心筋梗塞、脳卒中の予兆をつかむこと**です。

そのために私が推奨しているのは、以下の検査です。

1　胸部と腹部のCT検査

これを毎年受けていれば、胃と大腸以外のがんは早期に見つかります。

一般的な健康診断では、たいてい肺のレントゲンと腹部超音波検査を行いますが、精度がまったく違います。肺がんがレントゲンに映ったときにはかなり大きくなっていることがほとんどですし、最も怖い膵臓がんを超音波検査で早期に見つけることはほとんど不可能です。

2　胃と大腸の内視鏡検査

胃と大腸は、直接、粘膜を見るのが最も確実です。

胃のバリウム検査は被曝しますし、精度も高くなく見逃しがけっこう出ます。それに、異常が見つかれば内視鏡での再検査となります。ならば、最初から内視鏡で検査をすべきです。毎年受けていれば、予後があまり良くないとされる食道がんも早期に見つけられ完治可能です。

大腸も、内視鏡で直接見れば早期発見できます。早期であれば、そのままカメラの先についたハサミで切除しておしまいということもあります。便の潜血検査はがんがあっても見落とすことが多く、まったくあてになりません。なお、大腸内視鏡検査は、異常がなければ2年に1度でいいでしょう。

3　冠動脈ＣＴ検査

心臓の冠動脈の詰まり具合を調べる検査です。男女ともに50歳を超えたら受けることをおすすめします。

心筋梗塞について詳しくは２００ページで述べますが、発作が起きればそのまま命を落とすことも多い恐ろしい疾患です。しかし、発作が起きるほど血管が詰まってしまう前にステント手術など適切な治療を施せば命拾いできます。

4　脳のＭＲＩ検査

脳卒中は、脳の血管が詰まる脳梗塞と血管が破れる脳出血やクモ膜《まくか》下出血の総称です。いずれにしても、命が救えたとしても後遺症を抱えることが多く、予防すべき疾患です。

ＭＲＩで撮影することで、小さな梗塞や動脈瘤《りゅう》を見つけることができるので、早い段階で手を打てます。また、「ＶＳＲＡＤ解析」という検査をすれば、認知症の兆候もつかむことができます。これは認知症の原因となる海馬傍回の萎縮を調べる検査です。

5　男性は腫瘍マーカーＰＳＡ、女性は乳腺ＭＲＩ検査

近年、前立腺がんと乳がんが急劇に増加しています。その理由はさておいて、これらがんは、早期であれば完治率が非常に高いことから、検査が必須《ひっす》です。

腫瘍マーカーにはいろいろありますが、前立腺がんを発見するためのＰＳＡは非常に正確で信頼がおけます。

若くして発症することも多い乳がんの検査について、マンモグラフィーは痛いし、触診も恥ずかしいと受けない女性がたくさんいます。ＭＲＩは、苦痛なく精度が高い検査ですので、毎年受けることをすすめます。

31 病気になっても諦めない習慣

かつて、がんは罹ったら助からない病気でした。

しかし、医学の進歩によって、そうした過去の常識は覆され、がんは治る病気になりつつあります。とくに、前立腺がんや子宮頸がんなどは、早期に発見すればほぼ100%治癒します。

ただし、それとて、早期の発見と適切な治療があってのことです。「もう、死なない病気になったんでしょう」などと、呑気《のんき》に構えて放置していたら、確実に命を落とします。

私は**自分の患者さんに、がんの検査を積極的に受けてもらっています**ので、毎年、20〜30名にがんが見つかります。大腸がん、肺がん、胃がんなどが多いですが、紹介した医療機関で適切な手術を受け、みなさん助かっています。

なかには、比較的、難しいがんが発見されたケースもあります。

ある男性患者は、忙しさにかまけて、胃と大腸の内視鏡検査をさぼっていました。

あるとき、お腹の痛みがあったので病院に行くと食道がんが見つかりました。

私に電話がきたので調べてみると、その病院は食道がんの手術には長《た》けていないことがわかりました。そこで、日本一と言われる医師を紹介し、腹腔鏡《ふくくうきょう》・胸腔鏡下手術（お腹や胸に穴を空けて内視鏡で見ながら進める手術）を受けてもらいました。

以前は、食道がんの手術は大きく胸を開くものが主で（今でもそれを行っている医師はたくさんいます）、患者さんは術後も大変な苦痛を強いられました。

しかし、このケースでは、回復も早く今も元気にしています。腹腔鏡手術の名医に聞いたところ、ステージが進んでも手術できる状態ならすべて腹腔鏡でできるそうです。胃、食道、大腸の開腹手術はもう過去のやり方になったのです。

悪性リンパ腫という、タチの悪いがんが見つかった患者さんもいました。この患者さんは、がん専門病院で、いわゆる「治験」を受けました。まだ未承認だったオプジーボを改良した新薬を使い、3年経過した今も元気でいます。治験ですので、お金はかかりませんでした。

だから、どれほど難しいがんだと言われても諦《あきら》めてはいけません。最も手強《てごわ》い膵臓がんでも諦めてはいけません。

膵臓がんは、もともとタチが悪い治りにくいがんである上に、ほかの臓器に隠れた場所にあるので発見も難しいのです。166ページで説明したような腹部のCT検査を毎年受けていれば早期発見が可能ですが、一般的な健康診断の腹部超音波ではまず無理です。だから、多くの場合、気づいたときにはすでに進行しています。

それでも、克服する人はいます。

私の知人の兄上は、ステージ2の膵臓がんが見つかりました。膵臓がんは治癒が難しく、5年生存率は2割を切っています。地元の病院では手遅れで助からないとはっきり言われました。

私に相談が来たので、専門医に紹介状を書きました。専門医は、特殊な放射線療法、最新の免疫治療、カテーテルによる血管内治療を行って、まず転移を除去して、がんを最小の状態にした上で切除するという治療を行ったそうです。3年経った今でも元気で暮らしています。つまり**助からないと言われたがんも助かるようになってきました。**

今、**医療はすごいスピードで進化しています。**諦めないで調べてください。なによりも「知る」ことが重要だということを、ここで改めて述べておきます。

もっと
知りたい
最新医療
の話

医療ミス

2016年に行われた報告では、アメリカ人の死因の1位は心疾患、2位はがん、そして3位は「医療ミス」だったそうです。

恐ろしいことではありますが、明確になっているだけいいとも言えます。日本でも同様に多くの医療ミスが起きているのに、うやむやになっているだけかもしれません。

人が亡くなると、それを確認した医師は書類に死因を書きます。そこに記されるのは「心不全」「腎不全」などというものであって、たとえ心不全や腎不全に至った理由が医療ミスにあったとしても「医療ミス」とは書きません。心筋梗塞予防の治療でカテーテル検査をミスして死亡してしまっても「医療ミス」とは書きません。

医療事故が起こるのは、分娩《ぶんべん》も含め手術が大多数を占めます。ただ、投薬や検査のミスで命を落とす患者さんもいるのです。

医療機関では、手術を行うときはもちろんのこと、CTや内視鏡、カテーテルなどの検査をするときに、患者さんに「同意書」を求めます。事前にその危険性を説明し、それを理解した上で検査を受けたという証拠を残すためです。さもないと、裁判になったときに大変なことになります。

とくに、大腸内視鏡検査は難しく、下手な医師が行うと腸に穴を空けてしまうミスが起きます。それが怖いから、一般の健康診断では行わず、便潜血検査というまったくあてにならない検査でよしとしているわけです。

しかし、患者さんサイドとしては、いくら危険があったとしても、必要な検査なら受けないわけにはいきません。そこで、当たり前のように同意書にサインをしますが、一考の余地があるかもしれません。

「本当に、この病院で（この担当医で）大丈夫だろうか」

時間が許す限り情報を集め、納得して検査や治療、手術を受けるべきでしょう。

人間のすることですから、ミスはどうしても起きます。そうした医療ミスについて、多くの遺族は「騒いでみても故人は帰らない」というところに落ち着かざるを得ないのだと思います。たしかに、騒いでみても故人は帰りませんが、だからこそ、そういう事態を避けるための手立ては尽くしたほうがいいでしょう。

第6章

働き盛りは
まず
腎臓をいたわる

気づかなかった「腎臓」の重要性

現在、日本には約1000万人の糖尿病患者がいます。日本の総人口が1億2500万人ほどだということを考えると、いかに現代の日本社会に糖尿病が蔓延《まんえん》しているかがわかるでしょう。

しかしながら、ここでため息をついているわけにはいきません。さらに深刻な病気があるのです。それが、慢性腎臓病《じんぞうびょう》です。

慢性腎臓病は、医療関係者の間ではCKD（Chronic Kidney Disease）とも呼ばれ、近年その激増ぶりが大きな問題となっています。実は、日本人の慢性腎臓病患者は2100万人もいて、糖尿病の2倍以上。日本人の6人に1人が罹患《りかん》しているのです（2017年時点、「ランセット」発表）。

2012年の腎臓学会のガイドでは、1330万人と記されており、ここ10年足らずの間に1・6倍に増加している計算になります。

もともと腎臓は、急性の疾患を除き、さまざまな要因で時間をかけてその機能が悪化していくことが多い臓器です。急性腎臓病は適切な治療で完治しますので、さほど重要ではありません。

問題なのは、腎機能が徐々に低下していく慢性腎臓病。糸球体腎炎や糖尿病の合併症である腎症があればもちろんのこと、高血圧や肥満、加齢によっても腎機能は気づかぬうちに低下していきます。要するに、**働き盛りの年代からは、誰が慢性腎臓病に罹《かか》っていてもおかしくない**のです。

この慢性腎臓病（CKD）という概念は、2002年に米国腎臓財団が提唱したもので、その後、世界で共有されるようになりました。

2006年には、毎年3月第2木曜日を世界腎臓の日（World Kidney Day）とすることが決定されています。2020年は新型コロナウイルス流行のために中止に追い込まれた国も多いようですが、毎年、世界中で啓蒙《けいもう》活動が行われています。それほど、地球規模で慢性腎臓病の増加が問題になっているのです。

ところが、「慢性」という言葉は、一般の人々を油断させるようです。「慢性腎臓病が急増している」と訴えても、危機感を持ってくれる人は少ないのです。

たしかに、慢性腎臓病の場合、心筋梗塞《こうそく》のようにいきなり苦しい発作に襲われることはありません。がんのように、転移してしまう性質の病気でもありません。しかし、いずれ必ず命に関わってきます。

慢性腎臓病が進行すれば、人工透析に頼らざるを得ません。透析を必要としている人は、すでに自力で体の毒素を除去できなくなっているため、それを機械で行っているわけです。だから、透析をやめれば、即、死に至ります。

また、いったん透析に入ると、その5年後生存率は60%。半分近くの人が、透析後5年くらいで亡くなるという現実があるのです。

さらに、慢性腎臓病を抱えていると、心筋梗塞、脳卒中、がんに罹るリスクが大きく上がります。実際に、腎臓が悪くない人に比べ、重症の慢性腎臓病があれば死亡率が4倍に、軽症でも2倍にアップすることがわかっています。

隠れ死因に慢性腎臓病がある

私たちの体に備わった臓器は、どれひとつとして「それだけで」働いているものはありません。それぞれが相互に関与し合いながら、体にとって必要な物質を合成したり、運んだり、処分したりしています。

なかでも、体内の毒素を分解し尿として排出する役割を担っている**腎臓は、どの臓器にとっても、あるいは体のどのような働きにとっても、なくてはならない存在**です。ただ、裏方のような働きが多いので、忘れられがちなのです。

私はいつも、自分の患者さんにこう言っています。

「心臓病で怖いのは腎臓病です。脳卒中で怖いのは腎臓病です。がんの次に怖いのは腎臓病です」

糖尿病の患者さんは、合併症で腎臓を悪くしがちなので、なおさら認識を深めてもらう必要があるからです。

厚生労働省の調査によれば、2018年の日本人の死亡原因は以下のようになっています。

1位　がん
2位　心疾患
3位　肺炎（誤嚥《ごえん》性《せい》肺炎含む）
4位　老衰
5位　脳卒中
6位　不慮の事故

7位　腎不全
8位　自殺
9位　大動脈解離
10位　肝疾患

この順位を見て、そもそも腎不全が死因の7位であることについて「結構、上位に入っているんだ」と感じる人もいることでしょう。そのくらい、腎臓は地味で忘れられた存在と言えます。

しかし、その認識は甘く、実は腎臓はもっと死に関わっていて、**慢性腎臓病が隠れ死因になっている**可能性があるのです。

前述したように、慢性腎臓病があれば、心筋梗塞、脳卒中、がんに罹りやすくなることがわかっています。また、老化を進めさまざまな病気の原因になるAGEを激増させ病気の進行を早めることもわかっています（詳しくは後述）。

つまり、慢性腎臓病がある人は、腎不全で亡くなる前に、心筋梗塞や脳卒中、がんなど、ほかの病気で亡くなった可能性が高いと考えられるのです（慢性腎臓病については拙著『医者が教える最強の解毒術』もあわせてご覧ください）。

すべての病気は「炎症」から

もともと、慢性に進行する腎臓病は、糸球体腎炎、糖尿病腎症、高血圧、肥満、加齢など、さまざまな理由によって悪化していきます。

しかし、理由はさまざまであっても、現象としては腎臓に慢性的な炎症が起きていることに変わりはありません。そして、その炎症を抑える治療が必要であることも共通しています。

大事なのは、その共通した治療を適切に行うこと。そういう意味もあって、「慢性腎臓病（CKD）」という大雑把な名前で括《くく》られたわけです。

腎臓病に限らず、最近の研究では、心疾患も脳疾患もがんも、**ほとんどの病気は炎症が原因で引き起こされる**ことがわかっています。

炎症自体は、傷や打撲などから私たちの体を守る重要な免疫反応です。傷口が膿《う》んでいるときは明らかに炎症が起きていますが、それは体の免疫反応が傷を治すために闘っているからこそです。

しかし、炎症が慢性的に持続するようになると問題。免疫システムにも狂いが生じます。

胃炎、大腸炎、膵炎《すいえん》、膀胱炎《ぼうこうえん》……多くの病名に「炎」がつくのは、まさにその臓器に炎症が起きているからにほかなりません。急性のものならいざ知らず、慢性化するとずっと炎症が持続することになります。

これら炎症は、さまざまな理由によって引き起こされます。

ストレスもそのひとつです。実際に、強いストレスがかかったことで、胃が痛くなったり下痢をした経験を持つ人もいるでしょう。

さらに大きな要因が、54ページでもふれた「AGE（終末糖化産物）」です。AGEは、それ自体でも炎症を引き起こしますが、加えて、すでに起きている炎症を悪化させます。私は、腎臓が悪くなるとAGEが加速度的に増えることを論文で報告しました（N Engl J Med 1991;325:836-842）。つまり、慢性腎臓病があれば、ほかの病気の進行がとても早くなるわけです。

ちなみに、糖尿病の患者さんが、がん、心筋梗塞、脳卒中、アルツハイマー病などあらゆる病気を併発しやすいメカニズムもこれで説明されます。

AGEは、ブドウ糖がタンパク質と結びつくことでつくられます。普段から血糖値が高い（血中にブドウ糖が多い）状態にあれば、それだけでＡＧＥが増えやすいところに持ってきて、合併症で腎臓が悪くなっているために、ＡＧＥが加速度的に増加して体中の炎症を悪化させてしまうのです。

心臓と腎臓の密接な関係

慢性腎臓病は、あらゆる疾患を進行させますが、とくに心臓病との関係が顕著であることがわかっています。そのことを示す「心腎関連」という言葉があり、「心腎関連症候群」という病名すらついています。

もともと医療現場では、患者さんの心機能が悪化すると腎不全が起きやすく、腎機能が悪化すれば心不全を起こしやすいという、２つの臓器の関連性が指摘されていました。

最近になって、腎機能が落ちていることで出る尿タンパクが心臓の血管に悪さをすることが明らかになり、また、「ＧＦＲ」という慢性腎臓病の進行度合いを示す指針が、心不全の予後を推測する大きな材料となることなどもわかってきて、さらに心腎

● 腎機能ごとの死亡率と心血管合併症発症率

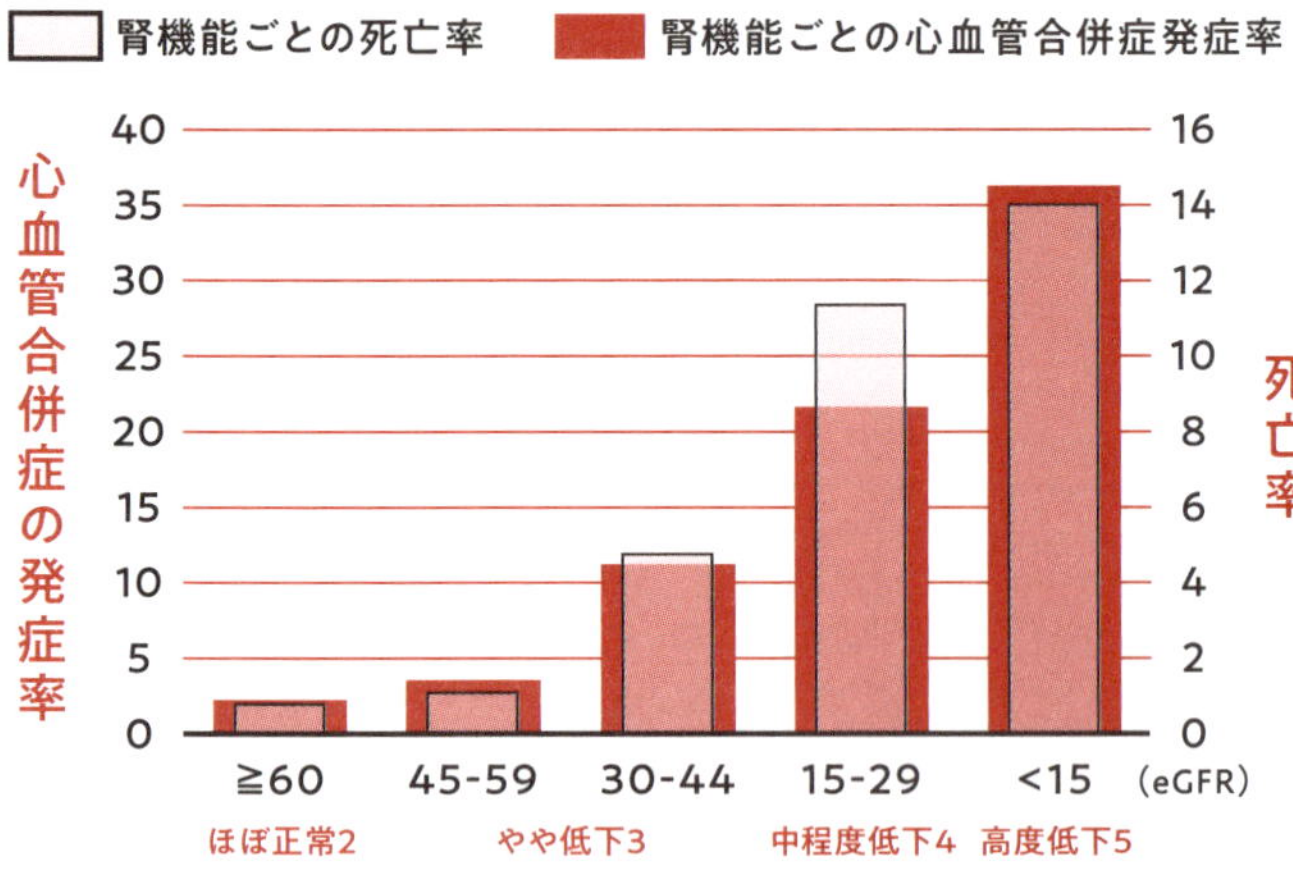

The New England Journal of Medicine, 2004をもとに作成

関連への関心が高まっています。

上のグラフは、2004年の「ニューイングランド・ジャーナル・オブ・メディシン（NEJM）」に掲載された論文からまとめたものです。腎機能が低下するほど、心臓血管合併症（心筋梗塞、脳卒中）が増えることが一目でわかるでしょう。

心腎関連は、まさに働き盛りの年代が注意しなければならない重大なテーマです。

私の患者さんたちを見ていても、働き盛り世代の体の中では以下のような変化が起きつつあることがわかります。

高血圧、肥満、糖尿病などによって、静かに慢性腎臓病が進行する。

慢性腎臓病の進行によって心腎関連が生じる。

心腎関連が生じれば、心筋梗塞を起こしやすくなる。

そして、慢性腎臓病がＡＧＥを加速度的に増やすことで、さまざまな臓器に炎症をもたらし、脳卒中やがんにも罹りやすくなるのです。

高血圧、肥満、糖尿病というリスク因子がなくても安心できません。加齢そのものが、慢性腎臓病の原因となるからです。

だから、**50歳を過ぎた頃から定期的に検査**をし、慢性腎臓病を少しでも早く発見し、治療に入ることが必須《ひっす》なのです。

なお、検査と治療については後述しましょう。

慢性腎臓病はＱＯＬもガタ落ちにする

慢性腎臓病が進行すれば、人工透析が必要となります。透析は、人生のＱＯＬに著しく悪影響を及ぼします。

透析は、1回4～5時間ほどかかる治療を週に3回くらい受けなくてはなりません。その間、ずっと管で機械につながれているのでなにもできません。

仕事も家事も以前のようにはこなせませんし、長い旅行にも行けません。「身体障害者1級」という認定を受けるほど大変な思いをするのです。

私の専門である糖尿病は、合併症が怖い病気です。血糖値が高いこと自体でつらい症状が起きるわけではなく、合併症の腎症による人工透析、網膜症による失明、神経障害による足の切断という事態が怖いのです。

ただ、多くの医師は、糖尿病治療で大事なのは血糖値のコントロールだと思っています。ヘモグロビンA1cの値が良くなれば、それでOKと思っています。

しかし、血糖値がコントロールできていても、合併症が悪化するケースが多々あります。血糖値などどうでもいいとは言いませんが、本当に重要なのはそこではありません。合併症をどう阻止するかです。

糖尿病専門医としての**私のポリシーは、「患者さんを透析にだけはさせない」というもの**です。だから、腎臓に関しては、専門の腎臓内科医にも負けないくらい勉強してきました。慢性腎臓病という概念が生まれるよりもずっと前から、「腎臓、腎臓」と口を酸っぱくして患者さんにも注意を促してきました。

実際に、他院で「もう透析しかない」と言われた患者さんも治してきました。

一方で、日本中を見渡してみると、透析を受ける人は残念なことに激増しています。もう一度33ページのグラフを見てください。１９８３年には、わずか５万３０００人だった透析患者数が、２０１８年には約34万人になっています。

こうした患者さんが透析から解放されるとしたら、腎移植を受けるしかありません。ところが、諸外国と比べ、日本は治療法における移植の割合が非常に少なく、透析が圧倒的なのです。

こうした状況は、日本の医療保険制度に年間１兆６０００億円という大きな負担をかけ、社会問題ともなっています。身体障害者１級と認定された透析患者さんの医療費は、すべて国か健康保険組合が支払います。透析患者さんが増えることは、ＱＯＬがガタ落ちになった人生を歩む人が増えるだけでなく、医療保険制度も破壊しかねないのです。

早期に発見されない理由

それにしても、医学は進歩しているというのに、どうして、ここまで透析患者が激増しているのでしょう。

同じ重度の慢性腎臓病でも、透析に移行する割合は欧米より日本のほうがはるかに高くなっています。

体質的なものもあるのでしょうが、根本的に、日本における慢性腎臓病の治療がうまくいっていないとも言えます。

その原因はいくつか考えられます。

まず、慢性腎臓病に対する人々の危機感があまりにも薄いということ。

腎臓は沈黙の臓器であり、**よほど機能が落ちない限り自覚症状がありません。**だから、多くの人が気づかぬうちに進行させてしまいます。むくみなどの症状が出たときには、すでに末期に近いのです。

だからこそ、症状がないうちに見つけることが大切ですが、そのための適切な検査が行われていないことが、最大の要因だと私は考えています。

一般的な健康診断で腎臓について調べられるのは、血液検査の「血清クレアチニン値」です。しかし、この数値が異常を示したときには、たいていの場合、手遅れです。

本当に見なければならないのは、尿検査の「尿アルブミン値」です。尿中のアルブミンというタンパク質を調べる検査で、正常値は私のクリニックでは18mg/g Cre（クレアチニンの略）以下です（日本腎臓学会や日本糖尿病学会では30未満を正常としています）。

腎臓の機能が落ちてくると、血清クレアチニン値にはまだなんの変化もないうちから、尿アルブミン値は徐々に上がってきます。

そして、３００を超えたあたりから上昇スピードが変わり、指数関数的にアップしていきます。６０００を超えたら透析は避けられませんが、早い人では３００を超えてから2年以内にその状態に陥ります。

糖尿病専門医は、尿アルブミン値が３００を超えるところを「ポイント・オブ・ノーリターン」と呼んできました。そこを超えると腎症は治せなくなって透析に入るしかなかったからです。

今は、治す手段があるものの、それでも、あまり高くなってからでは、たいていの医師ではどうにもなりません。

私は、尿アルブミン値３０００までなら治すことができていますが、多くの医師にとって、今もなお、**３００がポイント・オブ・ノーリターン**となっています。

そして、ここが大問題なのですが、血清クレアチニン値に異常が出始めたときには、尿アルブミン値は２０００を超えているのです。すでに、腎臓病はステージ4という末期で、約2年後には透析になります。

そのため、健康診断でこれまで毎年なんの指摘もされていなかった人が、血清クレアチニン値に異常が出て腎臓内科医を訪ねたら、いきなり「透析が近いです」と宣告されるという事例が後を絶ちません。

ある大手金融機関の健康保険組合は、最近、健康診断に尿アルブミン値の検査を組み込みました。それによって、従業員の慢性腎臓病が早期に発見でき、透析になるのを防止できたら、本人も健康保険組合も助かるわけです。素晴らしい取り組みだと思います。他の健康保険組合でも追随する動きが出てくれることを私は願っています。

厚生労働省や国民健康保険組合も糖尿病や高血圧の患者さんには年1回の腎臓の検査（尿アルブミン値測定）を義務づけたらいいと思います。そうすれば慢性腎臓病は必ず早期に見つかって透析になる人は激減するでしょう。

治せる医師、治せない医師

腎臓内科医の数が極度に少ないことも、日本の慢性腎臓病事情を悪化させている一因です。腎臓を専門としているわけではない普通の内科医に、腎臓のことを猛勉強しろと言っても無理でしょう。

医療機関が少ない地方に行くと、糖尿病の患者さんが、専門医ではない内科医にかかっているケースが多くあります。詳しくない内科医は、血糖値のコントロールにばかり一生懸命になって、腎臓のフォローは血清クレアチニン値だけ調べていれば充分だと思っています。結果的に、腎臓はひどくなるまで放置されることとなります。

地方でなくても、どれほど医療機関が充実している地域に住んでいたとしても、医師の選び方ひとつで同じ結果となります。

さらに、糖尿病専門医であっても、**合併症で悪くなっていく腎臓を治せる医師は限られています。**多くの医師は、「糖尿病で腎臓が悪くなっていくのはどうしようもないことだ」とさじを投げている観があります。

そういう状況に陥って他院から私のクリニックを訪れる患者さんは何人もいます。

どの例も、尿アルブミン値はポイント・オブ・ノーリターンをとっくに超えていましたが、投薬治療で尿アルブミン値を確実に下げ、患者さんを透析から救うことができています。

あなたが、**慢性腎臓病から自分を守るために必要なのは、尿アルブミン値を調べてもらうこと。**もし、尿アルブミン値に異常があったら躊躇《ちゅうちょ》せずに、腎臓内科医がいる医療機関を探して専門医にかかることです。

尿アルブミン値の検査自体は、街中のクリニックでも受けられます。申し出てみて「そんな検査は必要ないよ」という答えが返ってきたら、その医師は、腎臓の重要性を知らないのです。

なお、一般的な健康診断では、尿に試験紙を浸す検査がよく行われているはずです。尿中に糖やタンパク（アルブミン以外にもさまざまな種類のタンパク）が出ていると、紙の色に変化が現れるというものです。

これで**異常を指摘されたら、必ず詳しい検査を受けてください。**検出されたのが、糖であってもタンパクであっても潜血であっても、見逃してはいけません。

もし尿にタンパクが出ている場合、多くは尿アルブミンが300㎎/g Cre以上の状態でかなり腎臓病が悪化しています。糖尿病なら糖尿病腎症第3期で先ほど述べたポイント・オブ・ノーリターンである可能性が高いのです。透析の危険性がかなり高いので、これを阻止する治療をできるか必ず主治医に確認しましょう。もしその医師が透析を阻止できないようならば必ず医師を替えましょう。そうしなければあなたは透析をすることになってしまいます。

ハードな運動をした後なども尿にタンパクが出ることがあります。しかし、治療が必要かどうかは専門医がしっかりとした検査を行ってから判断することであって、自分で決めてはなりません。そのときが、慢性腎臓病を発見するチャンスである可能性も高いのです。必ず（内科医ではなく）腎臓専門医を受診してください。

腎臓病治療の最新現場

慢性腎臓病という概念が共有されて、その診断基準である「ＧＦＲ」という数値も確立されました。今は、この数値によって慢性腎臓病の重症度が判断されます。しかし、ちょっと複雑なので、ここで取りあげるのはやめておきましょう。

治療法としては、世界でさまざまな取り組みが行われていますが、担当する医師によって大きく差があるのが現実です。

前述したように、腎臓内科医が非常に少なく、普通の内科医が多くの慢性腎臓病患者さんを診ています。彼らは、さまざまな患者さんを診なければならないので、腎臓について勉強している時間はなかなか取れません。

私は、**「ミカルディス」「カルブロック」といった薬**を用いて、腎臓の治療にあたっています。

実は、これらはもともと高血圧の薬として開発されたものです。しかし、尿アルブミン値を下げ慢性腎臓病を改善するという研究報告がなされ、半信半疑で試してみると、素晴らしい効果が得られることがわかりました。

とはいえ、血圧の薬ならどれも慢性腎臓病に効くというものではありません。「カルブロック」と「アダラート」という薬による、尿アルブミン値の変化を調べた研究では「カルブロック」は尿アルブミン値を下げている（つまり腎臓に良い）のに対し、「アダラート」は逆に上げています（つまり腎臓に悪い）。このように、同じ系列の薬が真逆の作用をすることもあります。

ほかにも、「スピロノラクトン」という血圧の薬も、尿アルブミン値がかなり高い人には有効ですが、その使い方は簡単ではありません。この薬はカリウムを上げるので腎臓が悪い人には使ってはいけないとされています。しかし2012年頃から、この薬は腎臓がかなり悪い人の尿アルブミン値を飛躍的に改善することがわかってきました。まさに過去の常識が覆った例です。副作用なく上手にこれらの薬を使うには、知識と経験が不可欠です。

つまり今は、保険外診療の薬を使えば過去には治らなかったり手遅れだった腎臓病でも透析から救うことができるのです。だから私は、新患の方は自由診療にしました。これによって尿アルブミンが３００0mg／g Cre、クレアチニンが３・0mg／dℓでも助かるようになりました。

一番の主治医は自分

もう一度、慢性腎臓病の怖さを整理しておきます。

1　この病気の患者数はものすごく多い

2　自分がこの病気に罹っていることをほとんどの人が知らない

3　透析に陥る人が予測を超えて激増している

4　心筋梗塞や脳卒中を併発して早死にする

こうした病気を前にして、あなたの命を守るのは誰でしょうか。的確な治療を行える医師は、それに寄与することはできます。でも、最後はあなた本人しかいません。的確な治療を受けられる場に自分自身を運んでくれなくては、どうにもならないのです。

糖尿病でも、治療を放棄している患者さんがたくさんいます。血糖値が高いことを指摘されていながら病院に行かない人が過去には半分以上いて、最近になってようやく6割くらいが通院治療をするようになりました。とはいえ、依然として4割は放置しているのが現状です。血糖値が高いだけでは、つらい症状もないから「このままで大丈夫だろう」と高をくくってしまうのです。

しかし、大丈夫なはずはなく、放置していれば合併症の腎症は必ず悪化していきます。そして、透析が避けられなくなって「もっと早く治療しておけば良かった」と後悔することになります。

これは、糖尿病患者さんに限ったことではありません。慢性腎臓病は、よほど進行するまで**自覚症状が出ませんし、出てからでは遅い**のです。

これまで何度も述べてきたように、尿アルブミン値を測定していれば、慢性腎臓病は早期に発見できます。**その検査を受けるか受けないか。決めるのは医師ではなくあなた**です。

たとえ、不幸にも慢性腎臓病が進行してしまったとして、そのまま透析に入るしかないのか、諦《あきら》めずに治せる医師を探すのか。それを決めるのも、あなた自身です。

もし、あなたの尿アルブミン値が３００を超えたら、担当医は腎臓内科医に紹介状を書くのが筋です。万が一、それがなされなければ、自分で腎臓内科医や、あなたの腎臓を治してくれる医師を探すことが必須です。

そうした意識を、今から醸成しておくことも、大事な習慣のひとつだと考えてください。

小さなひとつひとつのことをする

本書の冒頭からずっと述べてきた小さな習慣は、どれも慢性腎臓病と無関係ではありません。慢性腎臓病は、生活習慣病の最たるものです。腎臓を守るために、もう一度、生活習慣を見直しましょう。

血圧が高い人は下げましょう。それには、まず**「毎日、家庭で測定する習慣」**が必要です。自分の血圧を正しく知ることから始め、減塩や運動などで下げることができない場合は、投薬治療を受けてください。

塩分摂取量を減らしましょう。塩分の過剰摂取は、血圧を上げるだけでなく、尿を濾過《ろか》する過程で腎臓そのものに負担をかけます。

肥満を解消しましょう。「耳にたこができた」と言われても、何度でも繰り返します。太っていて健康は手に入りません。そもそも、なぜ太るのかといったら、糖質を摂《と》り過ぎているからです。そのこと自体が大問題。大問題を放置してはいけません。

タバコは絶対にやめてください。これは意志の力ではどうにもなりません。自分が中毒であると認め、禁煙外来に行くのが頭のいい方法です。

適度な運動をしましょう。適度というのが難しいところですが、**「続けられる」を物差しにするといい**でしょう。続けるのが嫌になるようなハードな運動は、活性酸素を大量に産出してかえって体に悪いですし、そもそも続けられなくては習慣とはなりません。なにも毎日1万歩歩くことはありません。食直後にスクワットなどの筋トレをするほうがやせて血糖値をよくします。

便秘に気をつけましょう。たかが便秘と侮ってはいけません。便秘が腎臓機能を悪化させることは証明されています。

プロテインなど不自然なものはやめて、バランスの良い食事を摂りましょう。ファストフード、コンビニ弁当、加工品、糖質たっぷりのジュースや清涼飲料水を極力減らし、野菜をいっぱい食べてください。

ここに挙げたのは、どれもこれも当たり前のことです。

逆に言えば、当たり前のことをないがしろにしていれば、その人は高い確率で慢性腎臓病になるということです。

もう一度、確認します。慢性腎臓病になると、ＡＧＥをたくさんつくりだし、あらゆる病気に罹りやすくなり、その進行を早めます。すなわち、死を早めます。

透析になれば、ＱＯＬがひどく落ちます。

当たり前のことを当たり前にやって、大事な腎臓を守ってください。

もっと知りたい最新医療の話

心筋梗塞

アメリカ人の死因の1位は心筋梗塞です。日本でもがんに次いで2位ですから、心筋梗塞は非常に恐ろしい病気です。

もともと心臓には、冠動脈という3つの大きな動脈によって血液が送られています。この冠動脈が詰まってしまうと、血液による酸素や栄養素の供給ができなくなり、心臓の筋肉が壊死《えし》してしまいます。これが心筋梗塞です。

では、どうして冠動脈は詰まってしまうのでしょうか。

血液中に酸化LDL（変性した悪玉コレステロール）やAGE化したLDLという悪い物質があると、免疫細胞であるマクロファージがそれらを食べて私たちの体を守ろうとします。酸化LDLやAGE-LDLを食べたマクロファージは、死滅して血管の壁にくっつき、「プラーク」というブヨブヨした塊をつくっていきます。

死滅したマクロファージがたくさん溜《た》まってプラークが大きくなると、その一部が破れ血中に出ていき、そこに血液が付着して大きい塊となります。そして、この塊が血管の狭窄《きょうさく》部分に詰まって心筋梗塞を起こすのです。

これまで、心筋梗塞の発作を予防するための治療としては、「冠動脈の狭窄が75％になったら必要」という認識が広く共有されていました。しかし、血液中を流れるプラークは大きいものだと50％の狭窄部分でも詰まってしまうことがあるそうです。

そうしたことから、50％の狭窄があれば、その段階でＬＤＬ値を下げる薬剤治療を行うべきだというのが世界の流れになってきています。**ＬＤＬ値自体を下げれば、プラークの元となる酸化ＬＤＬやＡＧＥ－ＬＤＬも当然少なくなっていくはず**ですから。

アメリカでは、心筋梗塞のリスクの高い人はＬＤＬ値を70未満に下げることが推奨されています。ヨーロッパの学会では、50以下が望ましいという見解も示されています。

私自身は、狭窄が25％程度起きたら、薬でＬＤＬ値を70以下に下げるのがいいのではないかと思っています。

それによって、狭窄部にステントを入れたり、バイパスをつくったりという大がかりな予防手術をしないで済むからです。

おわりに

医学的にいい習慣を身につけることは、何にも勝る財産です。決してお金では買えないものを、将来にわたって私たちに与えてくれます。

たとえば、「食べ物をよく噛《か》む」という小さな習慣は、間違いなく健康に寄与します。よく噛めば、消化を助け胃腸の負担を軽くするだけでなく、満腹中枢にシグナルが届いて食べ過ぎを予防します。食べ過ぎなければ肥満が防げ、結果的にあらゆる怖い病気のリスクを下げます。

また、ゆっくり食事を味わうようになり、せかせかした気分から解放されます。

そのほか、本書で述べてきた小さな習慣の数々は、私に言われるまでもなく、すでに身につけている人もいます。彼らは、そうでない人たちよりも、数段、得な人生を送っています。小さな習慣が持つ大きな価値を知っているから、ちゃんと得する道を選べているのです。

今回は、そうした「知の習慣」についても掘り下げました。本書を手にしたことをきっかけに、あなたも是非「得するグループ」に入ってください。

そのためには、「もっと年をとったら始めよう」ではなく、今すぐ行動に移すことをすすめます。いい習慣は、早く身につけるほど、その見返りも大きくなるからです。ちょっとした筋トレを40代から習慣にしている人と、「体力の衰えを感じたら真剣に取り組もう」と先送りしている人では、60代、70代、あるいはそれ以降の人生の質がまったく違ってきます。

このことは、多くの患者さんを長年目の当たりにしてきた経験から、また、私自身が年齢を重ねてきた経験から、断言できます。

とはいえ、習慣は簡単に変えられるものではありません。人間はどうしても、目の前の快楽に飛び付いてしまいがちな弱い生き物です。好物の甘いものやジャンクフードがテーブルにあれば、つい手を伸ばしてしまいます。

だから、「自分はそうなんだ」と認識し、より合理的な手法を探ることも、重要な「知の習慣」となってきます。

さらには、「いい習慣を身につけたら、どんなに素晴らしいことが起きるだろう」と想像してみるのもいいでしょう。

はたして、どんなことが起きるでしょう。

疲労やストレスが解消し、心身共に健康になったという実感が得られます。

メタボを脱却してスマートになり、肌もきれいになります。

フットワーク軽く動けるようになって、見た目も若返ります。

自分で自分の健康をコントロールできているという自信が持てます。

まだまだありますが、それはあなたがこれから感じ取ってください。

もちろん、長い人生においては、途中で体調を崩すこともあるでしょう。100歳まで生きることを考えたら、それは当然のことです。

大事なのは、「完璧《かんぺき》を願う」ことではありません。毎日を楽しく生きられる状態を保つことが重要で、そのためにも小さな習慣が生きてきます。

どうか、本書の小さな習慣を身につけ、素晴らしい100歳人生を送ってください。

そして、もし、なにか病気の悩みを抱えていたら、いつでもご相談ください。

2021年5月

牧田　善二

詳しく知りたいときの参考図書

レシピ

牧田善二、行正り香『一生健康パワーサラダ』日本文芸社、2021年
牧田善二・著、牧野直子・料理『決定版 糖質オフのレンチンレシピ』新星出版社、2021年
牧田善二・著、阪下千恵・料理『糖質オフのやせる作りおき』新星出版社、2016年
牧田善二・著、検見﨑聡美・料理『ぜんぶレンチン！糖質オフのやせる作りおき』新星出版社、2016年
牧田善二・著、岩﨑啓子・料理『糖質オフの野菜たっぷりおかず』新星出版社、2016年

食事

牧田善二『医者が教える食事術 最強の教科書』ダイヤモンド社、2017年

牧田善二『医者が教える食事術2 実践バイブル』ダイヤモンド社、2019年
牧田善二『改訂版 糖質量ハンドブック』新星出版社、2016年
牧田善二『最強の体は食事で作れる!』学研プラス、2021年

腎臓病・糖尿病

牧田善二『医者が教える最強の解毒術』プレジデント社、2021年
牧田善二『眠れなくなるほど面白い 図解 糖質の話』日本文芸社、2018年
牧田善二『糖尿病で死ぬ人、生きる人』文春新書、2014年

老化

牧田善二『老化をとめる本』フォレスト出版、2021年
牧田善二・著、大越郷子・料理『老けない人の最強レシピ』新星出版社、2018年
牧田善二『老けない人はこれを食べている』新星出版社、2017年

牧田善二（まきた　ぜんじ）
AGE牧田クリニック院長。糖尿病専門医。医学博士。1979年、北海道大学医学部卒業。血中AGEの測定法を世界で初めて開発し、『The New England Journal of Medicine』『Science』等のトップジャーナルにAGEに関する論文を第一著者として発表。1996年より北海道大学医学部講師。2000年より久留米大学医学部教授。2003年より、糖尿病をはじめとする生活習慣病、腎臓病治療のための「AGE牧田クリニック」を開業し、のべ20万人以上の患者を診ている。著書に『医者が教える食事術 最強の教科書』（ダイヤモンド社）、『医者が教える最強の解毒術』（プレジデント社）ほか多数。

医者《いしや》が教《おし》えるあなたの健康《けんこう》が決《き》まる小《ちい》さな習慣《しゆうかん》
ヘルス・リテラシーを高《たか》め、自分自身《じぶんじしん》の主治医《しゆじい》になる

2021年 6 月23日　初版発行

著者／牧田善二《まきたぜんじ》
編集協力／中村富美枝《なかむらふみえ》
発行者／青柳昌行
発行／株式会社KADOKAWA
〒102-8177　東京都千代田区富士見2-13-3
電話　0570-002-301（ナビダイヤル）
印刷・製本／大日本印刷株式会社

本書の無断複製（コピー、スキャン、デジタル化等）並びに
無断複製物の譲渡及び配信は、著作権法上での例外を除き禁じられています。
また、本書を代行業者などの第三者に依頼して複製する行為は、
たとえ個人や家庭内での利用であっても一切認められておりません。

●お問い合わせ
https://www.kadokawa.co.jp/（「お問い合わせ」へお進みください）
※内容によっては、お答えできない場合があります。
※サポートは日本国内のみとさせていただきます。
※Japanese text only

定価はカバーに表示してあります。

©Zenji Makita 2021　Printed in Japan
ISBN 978-4-04-109947-6　C0077